CONTRIBUTION A LA DÉTERMINATION

ET A L'ÉTUDE EXPÉRIMENTALES

DES LOCALISATIONS FONCTIONNELLES

ENCÉPHALIQUES

PAR

André LEMOINE,

Docteur en médecine de la Faculté de Paris,
Médecin-stagiaire au Val-de-Grâce,
Ancien aide d'anatomie de la Faculté de Montpellier (concours de 1877),
Lauréat de la même Faculté (concours 1878).

PARIS
V. ADRIEN DELAHAYE ET Ce, LIBRAIRES-ÉDITEURS
PLACE DE L'ÉCOLE-DE-MÉDECINE

1880

CONTRIBUTION A LA DÉTERMINATION

ET A L'ÉTUDE EXPÉRIMENTALES

DES LOCALISATIONS FONCTIONNELLES ENCÉPHALIQUES

AVANT-PROPOS.

Une grande et difficile question est agitée dans les recherches cliniques et expérimentales modernes, la question de savoir s'il existe en réalité des centres *psycho-moteurs*. La discussion de ce problème délicat a soulevé des polémiques où se rencontrent les noms des plus grands physiologistes et des cliniciens les plus éminents.

On comprendra donc avec quelles appréhensions nous venons demander et prendre une place modeste dans le débat, mais on ne pourra pas nous tenir rigueur de notre insuffisance, si l'on songe combien il est difficile de ne pas pâlir au milieu des personnalités illustres dont la renommée a depuis longtemps consacré le talent.

Nous espérons que le lecteur, quelque sévère qu'il soit, ne verra dans notre travail qu'un essai, comme l'indique le titre que nous avons choisi, et qu'il ne pourra que nous savoir gré d'avoir cherché à nous rendre compte des phénomènes encore si obscurs qui sont sous la dépendance du plus noble de nos organes.

Cette thèse a été faite dans le laboratoire de physiologie de M. le Professeur Béclard.

Avant d'entrer en matière, qu'il nous soit permis d'offrir à MM. Laborde et Mathias Duval l'expression de notre reconnaissance la plus vive, car cette œuvre est un témoignage de l'intérêt dont ils nous honorent. Si le désir de bien faire nous a toujours animé, s'il nous a permis de résister au découragement que nous inspiraient souvent les difficultés du sujet, c'est que nous avions à cœur d'offrir à ces maîtres sympathiques un hommage digne de leur nom et des ressources qu'ils nous ont si largement prodiguées. Le but n'aura pas été atteint de manière à satisfaire les exigences de notre gratitude, mais le sentiment qui nous y poussait persiste toujours aussi vif.

Nous prions MM. Dassy et Wiet, préparateurs du laboratoire, de vouloir bien accepter nos remerciements les plus sincères pour le concours toujours obligeant et empressé qu'ils nous ont offert.

Bien que nous n'ayons pas l'intention, ainsi que nous le montrerons bientôt, encore moins la prétention, d'embrasser la question des localisations cérébrales fonctionnelles dans toute son étendue, il est impossible d'entrer en quelque sorte dans cette question sans dire un mot des principales péripéties par lesquelles elle a passé depuis qu'elle est à l'ordre du jour des recherches véritablement scientifiques.

Toutefois ce mot sera très rapide et consistera en un simple regard jeté sur l'état passé et présent de la question dans le but surtout de bien la poser et de bien délimiter en même temps le cadre dans lequel nous comptons nous renfermer dans nos recherches personnelles.

CHAPITRE PREMIER.

Coup d'œil historique.

La physiologie du cerveau traverse depuis quelques années une période d'activité considérable. Les fonctions du système nerveux sont devenues l'objet de recherches dirigées par les esprits les plus distingués, et, bien qu'elles ne soient encore qu'imparfaitement approfondies, on peut dire que tout est préparé pour des connaissances plus précises.

Le physiologiste dans son laboratoire, le clinicien à l'hôpital, ce laboratoire de la nature où le profit de l'humanité est si étroitement lié aux intérêts de la science, essaient de trouver la clef des secrets si bien gardés de l'organisme. Ces efforts combinés aplanissent peu à peu les aspérités de cette pénible étude et, si l'hypothèse peut encore revendiquer une large part dans l'interprétation des phénomènes observés, les faits acquis sont assez nombreux pour légitimer un grand nombre de conclusions. Beaucoup de problèmes sont résolus, qui donnaient autrefois à la pathologie et à la physiologie cérébrales un caractère quasi mystérieux, et l'incertitude des premières tentatives perd tous les jours du terrain devant les progrès incessants de la science.

Aux temps les plus reculés de la médecine, les propriétés du système nerveux étaient entourées d'une telle obscurité qu'on ne savait pas à quel organe était dévolu le privilège des facultés intellectuelles. A côté de quelques notions justes basées sur les considérations les plus inattendues, se trouvent des conceptions bizarres, et la moelle des os, le cœur, le foie, etc..., sont tour à tour investis du rôle important de commander les actes de la vie. Il serait sans intérêt de passer en revue les diverses théories émises sur la matière, et cette époque pourrait être oubliée sans dommage si cet oubli n'était pas une injustice à l'égard d'un homme qui eut le mérite de tracer à la physiologie une voie où il lui fit faire ses premiers pas et de planter des jalons précieux dans un terrain inconnu.

Galien, en effet, renonçant à demander à l'intuition des hypothèses plus ou moins spécieuses, trouva dans l'expérimentation le moyen de jeter quelque lumière au milieu de ces ténèbres inexplorées. Il fit et répéta des expériences sur les animaux, et les vivisections lui permirent de constater la perte du mouvement et de la sensibilité après certaines mutilations. C'était là un immense progrès ; on avait une donnée fondamentale qui appelait de nouvelles recherches et qui, cependant, resta inutilisée, car aux travaux de Galien succéda une inactivité à peu près complète, et le cerveau redevint l'organe mystérieux que tout le monde aurait voulu connaître et que personne n'interrogeait. Pendant la Renaissance, la physiologie resta où elle en était.

Au siècle suivant apparaît Descartes, que l'on se contenterait d'admirer comme philosophe si on ne lui avait pas attribué sur la biologie une influence que rien ne prouve. Il fit quelques recherches anatomiques sur les animaux, mais aucune dissection humaine. On trouve dans tous les ouvrages la théorie étrange en vertu de laquelle il plaçait l'âme dans la glande pinéale ; celle-ci devait le privilège de son imposante hospitalité à sa position centrale dans le cerveau et jouissait de mouvements compliqués dont la nature était liée à la mobilité du principe qu'elle renfermait. A part cette localisation étrange, Descartes n'a rien laissé. Est-ce suffisant pour que son nom soit inscrit au milieu de ceux des physiologistes?

C'est dans la seconde moitié du XVIIIe siècle que fut renouvelé l'effort de Galien et que Gall apporta dans le problème des fonctions nerveuses des éclaircissements qui ont été contestés à cause de la direction particulière qu'il donna à ses recherches. La renommée immense qui s'attacha à son nom fut certainement exagérée, mais l'oubli dans lequel on voudrait le laisser aujourd'hui ne l'est pas moins.

La théorie des bosses crâniennes ne doit pas faire perdre de vue le principe sur lequel elle reposait, et si l'on veut faire abstraction des conclusions hypothétiques et hasardeuses de la phrénologie, il faudra bien reconnaître que l'idée fondamentale n'était pas aussi incertaine et avouer que Gall avait compris le rôle prépondérant du cerveau. C'est à lui qu'il faut remonter pour trouver le premier soupçon du siège de l'*aphasie*, et dans un mémoire lu à l'Académie de médecine, il eut le mérite d'établir nettement la différence entre la substance grise et la substance blanche, ne voyant dans celle-ci que les conducteurs chargés de transmettre les résultats des opérations de la première.

Avec Gall commence donc une nouvelle époque dont il remplit brillamment la première période. Ses conceptions ne sont pas admissibles, mais elles donnent à la science une impulsion vigoureuse qui ne sera pas perdue et que des observateurs nombreux vont renforcer de leurs travaux.

C'est ici que commence la deuxième période et que trouvent leur place les noms de Brown-Séquard, Bouillaud, Longet, Andral, Flourens, Magendie, Cl. Bernard, Schiff, Vulpian, Broca, etc., dont les efforts donnent à l'expérimentation une importance considérable. Les diverses parties du cerveau sont interrogées avec persévérance, les lobes cérébraux enlevés, les couches optiques, les corps striés, les pédoncules détruits, et si quelquefois l'imperfection des procédés donne lieu à des résultats contradictoires, des connaissances nouvelles n'en sont pas moins incontestablement acquises.

Enfin la troisième période est celle dont nous suivons les péripéties. Elle commence en 1870 avec MM. Fritsch et Hitzig. La découverte d'une zone motrice pose les données d'un problème nouveau dont on cherche aujourd'hui la solution avec une ardeur en faveur de laquelle témoignent hautement les nombreux travaux publiés sur la matière. Quelque remarquables qu'ils soient, il serait trop long de les énumérer ici, et nous nous contenterons de signaler ceux dont la mention peut servir à exposer l'état actuel de la question.

Cette question date donc de neuf ans, et si l'on songe d'une part à la lenteur ordinaire avec laquelle se font jour les idées nouvelles, d'autre part à l'activité déployée, on peut dire qu'elle n'a pas eu d'enfance et que d'emblée elle a été solidement établie.

Quand Fritsch et Hitzig eurent fait part au monde scientifique de leur découverte récente, les esprits, vivement attirés par l'intérêt qu'elle présentait, s'appliquèrent à la vérifier. Un médecin de Londres, Hucklings Jackson, avait, antérieurement aux expérimentateurs allemands, demandé à la clinique la solution d'un problème dont il avait parfaitement compris toute l'importance. Ses travaux sur l'épilepsie d'origine corticale marquèrent les premières tentatives, et si l'attention ne se porte pas sur eux autant qu'ils l'auraient mérité, on doit payer à leur auteur le tribut de reconnaissance, maintenant que l'on peut apprécier les difficultés qu'il a rencontrées et la persévérance qu'il a déployée.

Toujours est-il qu'en 1870 Fritsch et Hitzig décrivirent quatre premiers centres dévoilés chez les chiens par l'électricité ; ils reprirent la question en 1873 et c'est vers la fin de cette année que M. Ferrier commença à publier les résultats de ses remarquables recherches sur le même sujet. Les conclusions de ces physiologistes s'accordaient très bien pour étayer l'hypothèse de centres psycho-moteurs; elles différaient, il est vrai, pour plusieurs points de détail, mais, comment, dans une question si délicate surtout, eût-il pu ne pas y avoir quelque divergence ?

Ferrier a plus étudié que ses prédécesseurs la zone excitable; il a obtenu des mouvements différant quelquefois de ceux qui avaient été signalés avant lui, mais ce sont là des considérations secondaires qui n'affaiblissent en rien la valeur de ce résultat remarquable : la production de mouvements par l'excitation électrique de la surface cérébrale.

La discussion s'éleva vive et passionnée, et l'ardeur qu'on y a déployée n'a pas encore pu permettre aux esprits de se débarrasser de toute incertitude pour se ranger franchement du côté de ce qui paraît être la vérité. C'est que dans ces recherches, quand on a, à grand'peine, surmonté les difficultés de l'expérimentation, on se heurte encore aux écueils nombreux de l'interprétatien des résultats. Aussi une école opposée à celle qui venait de naître ne tarda-t-elle pas à reprendre les expériences et à battre en brèche les théories nouvelles. M. Brown-Séquard est le chef de cette école, où il n'a pas pu trouver les adeptes nombreux que son nom semblait devoir entraîner. Nous examinerons plus loin sa manière de voir. En Italie aussi, MM. Lussana et Lemoigne se sont élevés contre la théorie des localisations cérébrales; leurs travaux seront appréciés plus loin.

En France, MM. Carville et Duret ont employé une méthode complémentaire de celle qui la première avait donné l'éveil. Les résultats donnés par l'excitation électrique avaient fait supposer l'existence de certaines régions jouissant de fonctions particulières par la destruction de ces régions; on devait, pour ainsi dire, faire la preuve des expériences premières, et c'est vers ce but que se sont dirigés les efforts des deux physiologistes. Leurs observations d'ailleurs sont pour la plupart confirmatives de celles qui avaient été publiées jusqu'alors, bien que la méthode ne fût pas la même; mais elles introduisirent dans la discussion quelques points de vue nouveaux sur lesquels nous nous arrêterons plus tard.

Telles sont rapidement retracées les diverses phases traversées par l'*expérimentation physiologique*. Signalons aussi, sauf à y insister au besoin, au cours de cette étude les tentatives expérimentales de Veyssière, Raymond, Lépine, Franck et Pitres, Bochefontaine, Dupuis, etc.

A côté de l'Ecole physiologique en a grandi une autre dont les recherches sont d'une utilité majeure, je veux parler de l'Ecole clinique. Les vivisections opérées sur les animaux offrent des ressources dont la valeur est démontrée amplement, mais il ne faut pas oublier qu'un sujet plus propre à donner la solution du problème cherché est mis tous les jours en expérience. La nature provoque chez l'homme des lésions dont elle livre l'étude aux méditations de ceux qui cherchent à pénétrer ses mystères, et la science guidée par des vues philanthropiques, doit utiliser tous les cas qui lui sont soumis. Elle a été poussée dans cette voie par M. Charcot, auquel la pathologie du système nerveux doit tant de précieuses acquisitions, Si le principe même de la méthode clinique ne parlait pas hautement en sa faveur, il suffirait de jeter un coup d'œil sur les progrès accomplis sous son égide pour se convaincre des espérances légitimes qu'elle peut faire concevoir. L'observation de l'homme par l'homme est le degré le plus élevé que puisse atteindre celui qui est curieux de connaître notre organisme et désireux de le secourir. La première conquête de la science sur les impénétrables mystères des fonctions nerveuses, la plus retentissante, à coup sûr, la notion exacte du siège de l'aphasie est l'œuvre de la clinique, qu seule pouvait l'accomplir. L'observation scrupuleuse des phénomènes qui caractérisent la maladie, et un contrôle nécropsique rigoureux pouvaient seuls dissiper les ténèbres qui enveloppaient une fonction particulière à l'homme. C'est à l'observation clinique que l'on doit la connaissance de la lésion qui entraîne l'hémiplégie et l'hémianesthésie cérébrales. L'étude des monoplégies, des épilepsies d'origine corticale, et celle des dégénérescences provoquées par les lésions de la zone motrice; les cas de lésions latentes, c'est-à-dire ne s'accompagnant d'aucun phénomène moteur, quelque vastes que fussent les délabrements du cerveau quand ils siègeaient dans certaines régions, ont apporté à la théorie des centres moteurs des arguments d'une valeur considérable. Quand il s'agit de l'organe dont le perfectionnement caractérise l'animalité supérieure du cerveau, auquel ont été confiées les fonctions de l'intelligence, de la pensée, de la mémoire qui font réellement de l'homme ce qu'il est et qui seules ont pu faire naître l'idée de le mettre hors cadre dans la nature, l'étude de cet organe, pour être fructueuse, devra être faite surtout chez l'homme. Pour tout autre organe les rapprochements des mammifères les plus élevés et de l'homme peuvent s'étayer sur des preuves indiscutables, mais pour le cerveau, il faut sans cesse comparer et ne conclure à l'identité des régions que si la concordance des fonctions a été jugée incontestable. Et d'ailleurs, avec quelle inimitable perfection la nature n'opère-t-elle pas? Elle détruit un lobe, une circonvolution avec une netteté et une précision que le physiologiste le plus habile et le plus heureux n'aurait jamais osé rêver, et souvent sans avoir à compter avec des complications dont l'expérimentateur ne peut guère s'affranchir.

C'est donc à juste titre que la méthode clinique occupe une place d'honneur, mais elle ne peut pas se suffire entièrement à elle-même. Son rôle est prépondérant, mais il n'est pas exclusif. L'expérimentation sur les animaux et l'observation de l'homme doivent se prêter un appui et un contrôle mutuels et associer leurs efforts pour triompher de l'inconnu. Quand le clinicien a constaté un fait, qu'il en a bien noté toutes les particularités, en attendant que la nature lui fournisse l'occasion de répéter ses études, qu'il laisse au physiologiste le soin de la suppléer en partie. Si ses premiers essais sont infructueux, celui-ci peut arriver au succès par des efforts réitérés et tandis que le clinicien doit subir les circonstances, l'expérimentateur peut les faire changer à son gré et tantôt recourant à des procédés divers, tantôt imitant ceux de la maladie, répéter ses tentatives, varier ses expériences, en faire souvent la contre-épreuve, préméditer la symptomatologie et apporter ainsi un contingent de ressources considérables.

CHAPITRE II

Procédés d'expérimentation.

La question de savoir s'il existe, en réalité, dans l'écorce cérébrale des centres psycho-moteurs, c'est-à-dire des foyers fonctionnels où s'élaborent et d'où partent les incitations motrices volontaires pour chaque partie du corps, cette question, il importe de le remarquer, est distincte de la *question générale des localisations cérébrales*, quoique s'y rattachant en principe. L'existence aujourd'hui très bien démontrée de la localisation organique dans certains départements des circonvolutions cérébrales d'une fonction qui caractérise l'animalité supérieure, la *fonction du langage articulé*, cette existence n'implique pas nécessairement celle de centres psycho-moteurs dans la véritable acception physiologique du terme.

Il est impossible, en effet, de concevoir un centre psycho-moteur tel qu'on l'entend aujourd'hui, et il est impossible surtout d'en faire la démonstration expérimentale sans admettre que l'écorce cérébrale est *excitable* ; en d'autres termes, la question de l'excitabilité de l'écorce grise du cerveau est étroitement et indissolublement liée à celle des centres psycho-moteurs, si bien qu'il est permis de dire que toute la question est là

Aussi est-ce de ce côté, vers cette démonstration, que se sont dirigés et concentrés les efforts des expérimentateurs.

Or, un simple coup d'œil jeté sur les tentatives réalisées et sur les résultats obtenus va montrer clairement que si le doute plane sur ces résultats, et si le problème est encore en suspens, cela tient essentiellement aux procédés de recherche expérimentale qui ont été jusqu'à présent mis en œuvre et à la critique légitime qu'ils soulèvent et dont ils sont passibles.

On a d'abord cherché à détruire des portions limitées du territoire cérébral en y injectant des liquides corrosifs (Fournié, Beaunis). L'insuffisance de ce procédé ressort de ce fait que la causticité du liquide employé, étend la lésion beaucoup plus qu'on ne peut le supposer et s'oppose formellement à toute conclusion même approximative. Il pourra cependant être utilisé lorsqu'on ne voudra pas agir sur une partie restreinte du cerveau. MM. Carville et Duret ont, d'ailleurs, fait de ce procédé une critique des plus judicieuses, qu'il serait superflu de répéter.

L'électricité a été appliquée sous toutes ses formes à l'étude des centres moteurs et c'est à elle, on le sait, que les premiers expérimentateurs ont demandé des éclaircissements. L'analogie du mode de propagation du fluide électrique et de l'influx nerveux justifiait les prédilections dont cette méthode a toujours eu le privilége ; mais quelque séduisante qu'elle fût, elle n'était pas non plus à l'abri de la critique. En abordant cette question nous devons prévenir le lecteur que nous ne nous livrerons pas à une critique de détails.

MM. Carville et Duret ont entrepris cette tâche et l'ont remplie avec trop de talent pour que nous nous étendions longuement sur le même sujet. Nous nous contenterons de signaler ce qu'il y aura de plus important et de rappeler les principales objections émises.

Le contrôle expérimental des expériences d'Hitzig et de Ferrier a démontré que le courant, sans être très fort pourrait agir, à distance sur des parties du cerveau qui n'étaient pas en cause. Une première preuve de la circonspection qui doit guider les observateurs se trouve dans la comparaison des résultats obtenus par Fristch et Hitzig d'un côté et par Ferrier de l'autre.

Ils ont reconnu chacun l'existence de points traduisant leur excitation par des mouvements déterminés, mais Ferrier a plus étendu que les expérimentateurs allemands, la zone excitable, résultat dû probablement à la différence d'intensité des courants et qui devait déjà donner l'éveil. Hitzig lui-même avait signalé une cause d'erreur. La présence des gros vaisseaux modifiait la transmission du fluide électrique et pouvait intervenir comme cause perturbatrice; il suffisait alors de déplacer les électrodes, mais cette précaution n'était encore pas une garantie suffisante, car il pouvait exister dans le point excité à nouveau un autre vaisseau dont les dimensions n'avaient pas besoin d'être très considérables pour que l'erreur fût possible.

Mais la diffusion du courant était sous la dépendance d'autres causes bien mises en lumière par MM. Carville et Duret. Ces physiologistes ont, à l'aide d'appareils convenablement disposés, démontré que : 1° sur le cerveau d'un animal mort, il y avait propagation du courant d'un point de la surface d'un hémisphère à un autre point de cette même surface; 2° de la surface corticale à une certaine profondeur dans la substance blanche.

Le sang, dû au traumatisme que nécessite l'expérience, les liquides du cerveau, le tissu cérébral lui-même ont été incriminés dans cette propagation du courant à distance.

Nous ne nous arrêterons pas à discuter la part que chacun de ces éléments peut y apporter et nous noterons seulement ce fait essentiel : la diffusion de l'excitant.

Est-ce à dire pourtant que la méthode électrique doive être condamnée sans retour, et les conclusions qu'elle a suggérées, doivent-elles être impitoyablement infirmées? Non, certes; car, si la diffusion du courant peut faire intervenir une certaine complexité dans les phénomènes, il n'en reste pas moins bien établi, qu'il suit avec constance des voies qui semblent lui être plus faciles. C'est ce qu'il est impossible de nier en présence de la concordance des conclusions émises par les expérimentateurs qui ont eu recours à l'électricité.

MM. Carville et Duret ont cherché à vérifier ces conclusions par d'autres moyens et renouvelant une méthode déjà exploitée dans un autre but par Flourens et Vulpian, ils ont détruit les régions dans lesquelles la fonction motrice avait été dévoilée.

Nous aurons bientôt l'occasion de revenir sur l'appréciation que nous paraissent comporter ce dispositif expérimental et les résultats qu'ils en déduisent; nous nous contenterons, pour l'instant, de remarquer que le procédé d'ablation de lambeaux plus ou moins considérables de substance nerveuse donne lieu à de graves désordres traumatiques, et entraîne des conditions fonctionnelles qui sont loin d'être celles de l'état physiologique normal.

Quoi qu'il en soit, il résulte de l'analyse qui précède que la plupart des procédés de recherche expérimentale employés jusqu'à présent pour la solution de la délicate question dont il s'agit, notamment l'électrisation de l'écorce, prêtent à des objections suffisamment légitimées pour compromettre la valeur et la signification des résultats obtenus et proclamés. Aussi, nous a-t-il semblé qu'il fallait, avant tout, dans cette recherche, se préoccuper du choix d'un procédé expérimental véritablement approprié, et à l'abri des graves objections qui viennent d'être mentionnées.

Or, un procédé qui se rapprocherait le plus de ceux de la nature morbide dans la production des lésions organiques, et de leurs effets aussi localisés que possible, serait évidemment celui qui offrirait la meilleure appropriation à la recherche en question, car il réaliserait, en quelque sorte, sur le terrain de l'expérimentation, les résultats cliniques dont la signification, il faut le reconnaître, est capitale dans l'espèce.

C'est le procédé que M. Laborde s'est efforcé de chercher et de mettre en pratique, et que nous avons repris, grâce à lui, pour cette étude.

Il consiste essentiellement à introduire dans les diverses régions de la masse nerveuse encéphalique du sang en nature, au moment où il sort d'un artère ou d'une veine, de façon à produire de véritables foyers hémorrhagiques.

Déjà, dans ses recherches de la production expérimentale de l'hémorrhagie méningée, M. Laborde avait posé le principe de cette méthode en provoquant l'épanchement sanguin, au moyen de la piqûre directe de certains vaisseaux siégeant dans le territoire organique de la lésion. Mais il convient de remarquer que, en ce cas, les choses se passent à la surface et presque en dehors de la substance cérébrale, dans la cavité arachnoïdienne, sur des vaisseaux très accessibles, tels que les sinus veineux, notamment le sinus longitudinal supérieur.

Les conditions sont loin d'être les mêmes quand il s'agit

de la production expérimentale d'hémorrhagies parenchymateuses, profondes, et l'on ne peut y arriver, au moyen de la déchirure et de la section des vaisseaux, sans réaliser des traumatismes plus ou moins étendus à travers les éléments de la substance nerveuse; traumatismes qui dépassent habituellement la limite des lésions que l'on désire provoquer : c'est ce qui est arrivé dans la plupart des tentatives de cette nature, notamment dans celles de Vayssière et de Raymond, bien qu'aux mains de ces deux expérimentateurs, ces tentatives aient donné, il est juste de le reconnaître, des résultats fort intéressants.

Introduire du sang en nature, et sous la pression même de la circulation normale de l'animal, dans diverses régions de la masse encéphalique, de façon à produire des foyers plus ou moins circonscrits, tout en réduisant à leur minimum les traumatismes nécessités par l'expérience, tel est le but que nous nous sommes proposés d'atteindre avec M. Laborde. Le dispositif expérimental employé pour cela est des plus simples :

Un petit trou est pratiqué dans la paroi de la calotte crânienne, dans la région visée, à l'aide d'un perforateur à villebrequin, et à travers une toute petite plaie des téguments : le perforateur n'est pas autre chose que la pointe d'un trocart armé d'une canule. Une fois l'os traversé, on retire le perforateur, et la canule reste seule en place. Par son extrémité extérieure, disposée *ad hoc*, la canule est reliée à un tube de caoutchouc en communication avec un vaisseau artériel ou veineux d'un autre animal préparé d'avance (l'artère convient mieux pour le facile écoulement du sang).

Les choses étant ainsi, il suffit de faire pénétrer la canule jusqu'au point où l'on désire faire l'hémorrhagie, et qu'une étude préalable de la topographie cérébrale dans ses rapports avec l'enveloppe crânienne permet d'atteindre avec une certaine sûreté; puis de lâcher le courant sanguin que retenait une pince à compression; et le foyer hémorrhagique s'effectue.

Les phénomènes fonctionnels qui ne tardent pas à se manifester, et qui reproduisent d'habitude avec une saisissante similitude, le tableau de l'ictus apoplectique tel qu'on l'observe chez l'homme, avertissent du moment où le courant sanguin doit être fermé, soit pour éviter la mort rapide, soit pour borner les accidents provoqués au degré approximatif que l'on désire atteindre.

Tel est le procédé, auquel nous avons eu principalement recours, et dont les résultats constituent le fond de cette étude. Si nous y avons ajouté quelques essais relatifs à l'emploi d'une substance particulière pour la production de lésions expérimentales cérébrales, c'est uniquement pour prendre date, et montrer le parti que l'on pourra tirer de ce moyen, en le systématisant mieux que le temps dont nous disposons nous a permis de le faire.

Et maintenant, arrivons à la relation des faits.

CHAPITRE III.

Relation des faits

EXPÉRIENCES RELATIVES A L'HÉMORRHAGIE CÉRÉBRALE EN FOYER PROVOQUÉE DANS DIVERSES RÉGIONS DE L'ENCÉPHALE

Nous rangeons dans ce chapitre et successivement, selon un ordre que l'on peut appeler logique, au point de vue de la localisation anatomique, 1° Les faits d'hémorrhagies à la surface de l'écorce grise des circulations cérébrales (hémorrhagies méningées);

2° Les hémorrhagies en foyers plus ou moins circonscrits dans le parenchyme de la substance même des circonvolutions cérébrales, soit à la partie antérieure, moyenne et postérieure du cerveau;

3° Les hémorrhagies siégeant dans les portions centrales couche optique, corps strié, ventricules moyens et latéraux; nous aurons à distinguer très nettement parmi ces cas ceux dans lesquels la lésion intéresse la capsule interne, en distinguant aussi les parties même de cette capsule réellement intéressées, et les cas dans lesquels la lésion est tout à fait en dehors de la région capsulaire. Il est inutile d'insister sur l'importance capitale de ces distinctions localisatrices.

4° Les hémorrhagies qui, par continuité et secondairement impliquent les régions pédonculaires, protubérantielles, et même bulbaires, car il est impossible ainsi que le démontrent les observations expérimentales elles-mêmes dans toute leur réalité, de ne pas être obligé de tenir compte du complexus de la lésion et des phénomènes fonctionnels qu'elle entraîne, quelleque soit d'ailleurs sa localisation primitive et principale bien tranchée.

§. I. — *Faits relatifs aux hémorrhagies expérimentales à la surface de l'écorce grise des circonvolutions cérébrales (hémorrhagies méningées).*

La production expérimentale de l'hémorrhagie à la surface [des circonvolutions des hémisphères cérébraux a été réalisée depuis longtemps par M. Laborde, à l'époque où la question de la pathogénie des hémorrhagies méningées était à l'ordre du jour. Il serait superflu de revenir en détail sur les résultats de ces expériences qui ont définitivement fixé le mécanisme pathogénique de ces épanchements sanguins (1).

Mais il n'est pas sans utilité ni sans intérêt de relever dans ces résultats, ce qui peut éclairer jusqu'à un certain point la question de la détermination des centres cérébraux dits moteurs. Lorsqu'on considère, en effet, la série des phénomènes fonctionnels qui répondent à la production expérimentale et à l'existence de foyers hémorrhagiques à la surface des circonvolutions, on ne tarde pas à s'apercevoir que ces phénomènes répondent à des influences plus ou moins localisées exercées soit immédiatement, soit à distance sur certaines zones des régions hémisphériques superficielles. Il suffit de se reporter à la description des symptômes provoqués par l'hémorrhagie méningée expérimentale faite à volonté surtout chez les jeunes animaux qui se prêtent merveilleusement à ces expériences, pour se faire une juste idée de la corrélation de ces symptômes avec le siège de la lésion. On peut signaler comme il suit la succession de ces phénomènes :

1° Excitation motrice plus ou moins intense se traduisant par des phénomènes convulsifs de nature épileptiforme et consécutivement paralysies motrices plus ou moins généralisées, en même temps que paralysies de la sensibilité générale ;

2° Etat de stupeur avec atténuation ou anéantissement des fonctions instinctives ou intellectuelles aboutissant au coma et à la résolution plus ou moins complète.

Il est évident que ces modifications fonctionnelles répondent successivement ou simultanément à l'implication des systèmes organiques qui sont le siège soit des déterminations motrices volontaires, soit des phénonèmes d'instinct et d'in-

(1) Recherches expérimentales sur les hémorrhagies méningées (Bulletin de la Soc. anat., 1862-63-94 ; Comptes-rendus de la Soc. de biologie, 1873, p. 257, et 1876, p. 181 ; thèse Luneau, 1873.

telligence. En d'autres termes, l'influence de l'altération provoquée porte d'une part sur les éléments de l'écorce grise des circonvolutions et d'autre part sur les éléments de conduction motrice. Cette influence est d'ailleurs surtout et primitivement d'ordre conpressif, et la compression peut en ce cas se faire sentir jusque dans les parties profondes des hémisphères.

Les localisations très limitées sont, nous devons l'avouer d'ailleurs, dans ces conditions et par ce procédé, très difficiles à obtenir expérimentalement. Mais, nous le répétons, l'analyse et l'interprétation des phénomènes objectifs qui se manifestent à la suite des hémorrhagies méningées expérimentales permettent de déduire d'une façon très satisfaisantes les effets partiels des lésions qui sont constituées par ces hémorrhagies.

Les faits expérimentaux auxquels nous allons bientôt arriver et, qui se réfèrent à des lésions beaucoup plus limitées dans les diverses régions de la substance des hémisphères cérébraux apporteront un nouveau témoignage à la signification réelle de ces données empruntées à des essais d'autant plus remarquables, qu'ils n'avaient pas été réalisés en vue de la démonstration dont il s'agit ; car il faut le redire, les premières expériences de M. Laborde relatives aux épanchements sanguins dans la cavité arachnoïdienne ont principalement été tentées dans le but d'élucider le mécanisme pathogénique de ces hémorrhagies.

Nous avons hâte d'arriver aux faits qui concernent les foyers circonscrits d'hémorrhagies dans le parenchyme même des circonvolutions cérébrales.

§. II. — *Hémorrhagies en foyers plus ou moins circonscrits dans le parenchyme des circonvolutions cérébrales (régions antérieure, moyenne et postérieure du cerveau).*

Expérience I.

Hémorrhagie expérimentale dans la région antérieure de l'hémisphère gauche.
Lésion circonscrite dans la partie antérieuré et supérieure de la capsule interne. — Symptômes de paralysie motrice du côté opposé.

Chien terrier jaune, bien portant. 31 décembre 1875.

Au moment du passage du courant sanguin l'animal pousse des cris plaintifs comme s'il éprouvait une vive douleur.

On arrête l'hémorrhagie.

Aucun trouble moteur ne se manifeste ni du côté de la tête ni du côté des yeux.

Détaché de ses liens la marche de l'animal quoique incertaine paraît être tout d'abord normale.

Il réagit peu aux excitations cutanées faites dans le but d'interroger la sensibilité générale.

L'animal se couche en continuant à pousser des gémissements plaintifs.

2 janvier. Le chien est couché sur le côté droit, il paraît abattu et gémit toujours de temps en temps et spontanément. Lorsqu'on le contraint à se mettre debout et à marcher, il obéit difficilement et semble se tenir mal sur son train postérieur.

5 janvier. L'animal est moins abattu, on peut le faire marcher et l'on constate alors de la façon la plus nette un affaiblissement jarétique des membres du côté droit en même temps qu'une atténuation marquée de la sensibilité du même côté.

L'animal est sacrifié le 9 février à l'aide de la chloroformisation poussée jusqu'à la mort.

Autopsie. — A la région antérieure gauche de l'hémisphère cérébral à 1 centimètre 1/2 ou 2 centimètres environ du sillon crucial, on aperçoit à la surface des circonvolutions un pertuis à peine marqué et ayant déjà subi un commencement de réparation (cicatrice).

Une coupe pratiquée à ce niveau sur l'organe frais permet de suivre le trajet de l'hémorrhagie constituée par un petit sillon rectiligne, se rendant dans une petite cavité creusée par l'hémorrhagie dont les traces sont encore visibles à la partie supérieure antérieure de la capsule interne. Le foyer est nettement circonscrit et les parties supérieures et antérieures de la capsule sont seules atteintes.

Le gyrus sigmoïde est à une certaine distance et tout à fait en dehors de la lésion.

On ne constate pas d'autre altération appréciable sur les parties fraîches de l'encéphale.

Le temps ne nous permet pas, à notre regret, de faire des coupes micrographiques sur des parties qui n'ont pu être encore durcies.

Les phénomènes fonctionnels qui ont porté d'une façon prédominante sur la motricité sont en parfaite correspondance avec le siége de la lésion; ce cas est de ceux que l'on pourrait appeler classiques.

Expérience II.

Hémorrhagie cérébrale expérimentale. — Hémisphère droit (région postérieure).

Lésion du corps calleux et de la partie supérieure et postérieure de la capsule interne. — Dégénération secondaire de l'axe gris médullaire.

Chien dit de berger, très vigoureux. 5 décembre 1879.

Cris pendant le passage du sang.

Dilatation pupillaire intense. Roideur passagère des muscles du cou. Pas de troubles moteurs appréciables.

Sensibilité. — Le chien encore sous le premier coup de l'expérience ne semble pas avoir conscience des piqûres profondes qu'on lui fait subir. Cette anesthésie semble à peu près généralisée et sa délimitation est très obscure. La sensibilité à la chaleur, considérablement diminuée, persiste néanmoins, mais il faut brûler la peau pour qu'elle se révèle.

5 heures. Le côté droit est moins insensible. La pression provoque des mouvements des pattes.

6 décembre. Le chien a crié pendant toute la matinée et il continue au moment où M. Laborde et moi arrivons au laboratoire. Il paraît

beaucoup souffrir; cependant l'exploration de la sensibilité ne nous révèle pas de modifications bien appréciables de la sensibilité, qui cependant ne nous paraît pas absolument normale.

7 décembre. Le chien est étendu sur le côté droit, les pattes repliées. La sensibilité n'est pas entièrement abolie, bien qu'elle soit diminuée. Elle est mieux conservée à droite.

La tête est renversée en arrière et le corps paraît être dans un léger opistothonos.

L'œil droit a de la tendance à se porter en dedans, tandis que le gauche a une fixité remarquable avec dilatation pupillaire. Les réflexes sont très nets.

8 décembre. Cris plaintifs. Les phénomènes ne sont plus nettement localisés.

Anesthésie évidente à gauche. La sensibilité est conservée à droite, le chien est couché sur le côté droit.

9 décembre. L'anesthésie est toujours manifeste à gauche. Les réflexes par excitation à droite sont exagérés.

11 décembre. L'anesthésie relatée continue à gauche. Etat général sensiblement amélioré.

13 décembre. Le chien va beaucoup mieux. La tête exécute un mouvement d'oscillation lente à droite et à gauche. Il s'est tenu sur ses pattes, mais le train postérieur paraît très faible.

17 décembre. Pendant trois ou quatre jours, le chien est resté à peu près dans le même état mais il va mieux. Nous avions constaté de la parésie du train postérieur. Aujourd'hui nous l'avons fait marcher en le tirant légèrement pas sa laisse, et nous avons remarqué une ataxie des plus manifestes dans les mouvements des pattes. Le tremblement de la tête continue.

La sensibilité semble revenue à gauche, où la pression de la patte provoque un réflexe assez rapide, mais à droite on constate une véritable hyperesthésie et le moindre attouchement fait pousser à l'animal des cris perçants,

18 décembre. La station debout est plus facile, mais l'incoordination motrice est toujours très accentuée (hyperesthésie).

20 décembre. Ataxie très nette.

21 décembre. Même tremblement de la tête. Ataxie. Sensibilité affaiblie à gauche. Hyperesthésie à droite.

28 décembre. L'animal est trouvé étendu sur le flanc gauche, la station debout étant devenue complètement impossible. Il y a une déviation divergente des deux yeux en haut et en dehors. Les quatre

membres sont agités sur place de mouvements identiques à ceux de la natation, puis survient de la contracture aux pattes antérieures.

Il succombe dans cet état.

Autopsie. La calotte crânienne étant enlevée, on constate la trace superficielle de la lésion d'une façon très manifeste à la surface postérieure de l'hémisphère cérébral droit. Les coupes pratiquées à ce niveau montrent un tractus hémorrhagique s'étendant jusqu'au corps calleux et empiétant légèrement sur la partie supérieure et postérieure de la capsule interne.

Des coupes pratiquées sur la moelle durcie dans la longueur du bulbe montrent de la façon la plus nette au commencement presque dans toute la région dorsale des foyers de désintégration de l'axe gris.

Et cependant les portions intermédiaires protubérantio-bulbaires semblent être parfaitement normales à la simple vue. Il n'est pas inutile de remarquer que ce mode de durcissement, à l'acide chromique, n'est point favorable pour cette recherche en dehors de l'intervention du microscope. Mais en tout cas, il nous est permis d'affirmer que s'il existe dans lesdites régions des altérations secondaires réelles, elles doivent être hors de toute proportion avec les foyers si manifestes de désintégration que nous venons de signaler dans la région dorsale de la moelle.

Ce fait présente avec celui qui précède un contraste frappant; les modifications fonctionnelles de la sensibilité y dominent, et les symptômes semblent bien être aussi en parfaite corrélation avec la localisation de l'altération provoquée.

Mais le fait le plus intéressant de cette observation est sans contredit celui qui est relatif aux phénomènes consécutifs d'ataxie motrice correspondant à des altérations parfaitement caractérisées de l'*axe gris* de la moelle dans la région dorsale.

Comment les foyers si étendus et si nets de désintégration se relient-ils à la lésion expérimentale première; c'est ce qu'il ne nous a pas été malheureusement permis de saisir. Peut-être notre examen des parties intermédiaires n'a-t-il pas pu être assez minutieux. Le fait n'en reste pas moins certain et mérite une sérieuse attention, comme réalisation expérimentale des plus remarquables de dégénération myélitique secondaire.

Expérience III.

Hémorrhagie expérimentale dans l'hémisphère droit (région antérieure), à une petite distance du sillon crucial en arrière.
Lésion de la partie postéro-antérieure de la calotte. Déviation conjuguée des yeux.

Chien bull très vigonreux. 8 octobre.

Hémorrhagie par communication de l'artère crurale d'un autre chien, avec la cavité crânienne du chien en expérience (procédé Laborde).

1° Dilatation de la pupille droite pendant l'injection. Cris plaintifs. Ictus. Roideur du cou. On arrête l'hémorrhagie. Stupeur. Salivation abondante.

2° Entraînement des yeux à droite et en haut. Strabisme externe conjugué avec nystagmus. Mouvements choréiformes de l'oreille droite. Ptosis de la paupière gauche.

3° Entraînement de la tête à gauche manifeste, bien que l'animal puisse regarder du côté droit.

4° Diminution de la sensibilité faciale à gauche dans les narines.

L'animal est mis sur ses pattes ; il tombe. Rotation sur l'axe du corps à gauche. Défécation. Miction.

Debout, le chien est irrésistiblement entraîné dans un mouvement de manège, la tête allant vers la droite et le train postérieur vers la gauche. Tendance très nette à tomber du côté gauche ; il se couche sur le côté gauche.

Dilatation inégale des narines ; la gauche est plus étroite que celle de la droite. Le cou est incliné vers la gauche et la face regarde à droite.

9 octobre. Etat parétique très accentué à gauche. Diminution de la sensibilité surtout à la patte antérieure gauche.

Lorsque l'animal est debout, il continue ses mouvements de manège à droite avec la même attitude caractéristique de la tête et du cou. Strabisme externe de l'œil droit, interne de l'œil gauche. Paralysie faciale (lèvre supérieure flaccide à gauche). La chien a un peu mangé.

Le 10. L'animal est à peu près dans la même situation qu'hier.

L'attitude est toujours la même; pour se tenir debout, il est obligé de s'appuyer du côté gauche. Phénomène nouveau : on constate un certain degré d'hyperesthésie dans les membres du côté paralysé, ce qui tient très probablement aux lésions consécutives à l'hémorrhagie.

Le 11. Le chien mis sur ses pattes se tient un peu mieux, mais toujours avec une propension à se laisser choir sur le côté gauche, tandis que la tête conserve son inclinaison avec rotation du cou. Aussitôt qu'il se met en mouvement il tourne invariablement à droite comme précédemment. On observe une ecchymose à la partie inférieure et externe de la conjonctive gauche; chute persistante de la paupière supérieure.

Le 14. La sensibilité paraît être redevenue normale.

Jours suivants. Le côté gauche est toujours resté un peu faible, mais la parésie devient de moins en moins accentuée. Mais quand le chien veut se gratter, sa patte exécute des mouvements manifestement mal dirigés.

Le chien a vécu trois mois sans que sa tête ait repris la situation axile.

Mort le 21 décembre, très affaibli et ne mangeant plus depuis quelques jours.

Autopsie. — La boite crânienne étant enlevée, on constate que le sang constituant l'hémorrhagie artificielle a été introduit à 4 centimètres environ du sillon crucial tout près du sillon de séparation de la première circonvolution interne longitudinale (marginale) et de la deuxième.

A la coupe faite à ce niveau sur l'hémisphère cérébral durci on s'assure que la lésion pénètre en profondeur dans la substance blanche selon une ligne à peu près droite jusqu'au milieu environ de l'épaisseur de la substance hémisphérique sans arriver jusqu'à la cavité ventriculaire qui paraît intacte. Cette lésion siège en conséquence en arrière à une distance assez grande des fibres capsulaires.

Dans les coupes successives pratiquées au niveau de la région protubérantio-bulbaire dans le but de rechercher s'il y a dégénérescence consécutive, on constate d'une façon très nette une hyperémie vasculaire avec extravasation sur certains points, selon un trajet parfaitement déterminé dans la partie postéro-supérieure de la calotte, c'est-à-dire dans le voisinage très prochain (tout à fait contigu) des fibres longitudinales ou bandelettes qui paraissent constituer à ce niveau les fibres d'association des moteurs oculaires externe et commun.

Ces tractus hyperémiques et hémorrhagiques se continuent dans la région bulbaire dans les faisceaux qui sont à cet endroit la continuation réelle des faisceaux de la calotte.

Sans entrer pour le moment dans l'interprétation détaillée de cette observation expérimentale, nous ne pouvons nous empêcher de faire immédiatement remarquer que le siège exactement déterminé de la lésion hémisphérique se trouvait en parfaite harmonie avec les phénomènes fonctionnels observés du côté des mouvements oculaires. Ce cas est de nature à éclairer la question encore très obscure, malgré l'interprétation des faits cliniques dont la science est actuellement en possession, la question, dis-je, du mécanisme pathogénique des déviations oculaires conjuguées dans les cas de lésions siégeant dans les hémisphères. Il est évident, en effet, que si, comme paraissent le démontrer nettement les investigations anatomiques de Mathias Duval, c'est sur les fibres longitudinales ou bandelettes de la partie postérieure de la région hémisphérique, appelée calotte, que se fait l'association des fibres d'innervation des moteurs oculaires externe et commun, nous avons eu bien affaire dans ce cas à une excitation fonctionnelle donnant lieu à une déviation conjuguée du côté de la lésion. La nature même de cette lésion, c'est-à-dire l'état hyperémique consécutif, témoigne de l'exactitude de cette interprétation, car s'il y avait eu destruction des éléments anatomiques en question, il se serait produit alors une déviation conjuguée du côté opposé à celui de la lésion, par effet paralytique.

C'est d'ailleurs un fait sur lequel nous aurons occasion de revenir avec des détails plus circonstanciés, quand nous traiterons subsidiairement des déviations conjuguées des yeux à la suite des lésions expérimentales portant sur le noyau bulbaire de la sixième paire, c'est-à-dire sur le centre fonctionnel même de ces mouvements conjugués.

§ III. — *Hémorrhagies dans les régions centrales.*

Experience IV.

Hémorrhagie expérimentale dans l'hémisphère droit (région postérieure). Destruction de la couche optique.

Chien terrier très vigoureux. 16 octobre.

Pendant l'expérience, le chien, qui avait été très agité, se calme subitement au moment où la canule est enfoncée dans la substance cérébrale. Le jet de sang se fait dans ces conditions. Il n'y a pas de cri, pas de brusques mouvements, pas de contracture manifeste, mais un collapsus complet avec *suspension momentanée des mouvements respiratoires.*

On se hâte de retirer la canule, craignant de voir succomber l'animal.

Cependant la respiration se rétablit quoique avec un ralentissement marqué. Les yeux sont dirigés en haut et en dehors pour l'œil droit, en haut et en dedans, pour l'œil gauche. La tête est entraînée à droite; les mouvements n'en sont pas empêchés par la contracture, mais elle tend à se tourner vers la droite, quand elle est abandonnée à elle-même.

La *sensibilité* explorée immédiatement est très remarquablement diminuée à gauche, conservée au contraire à droite.

17 octobre. — L'animal est trouvé étendu sur le flanc droit, les quatre membres allongés en raideur tétaniforme complète. Lorsqu'on le soulève, les membres restent raides, et la station debout est complètement impossible.

Cependant le cou et la tête sont mobiles et comme relâchés relativement aux pattes. Pas de trismus. La langue est pendante. La narine droite paraît plus aplatie et plus petite que la gauche.

Les yeux sont à demi fermés, le droit beaucoup plus que le gauche, la paupière supérieure étant dans un ptosis presque complet. Le clignement spontané se fait à gauche et non à droite. Les globes oculaires sont dans une fixité remarquable et plutôt entraînés en bas et en dedans, c'est-à-dire en un strabisme double convergent peu marqué.

Les pupilles sont dilatées des deux côtés, mais la dilatation est plus marquée à droite. Du reste, les pupilles ne paraissent jouir d'aucune mobilité.

La cornée de l'œil droit est complètement insensible ; l'excitation de la cornée gauche provoque quelques clignements très-incomplets.

La respiration est lente et entrecoupée de mouvements convulsifs. 8 inspirations à peine par minute.

Battements du cœur très perceptibles, mais très-lents, avec des intermittences.

Collapsus complet, sans aucun mouvement spontané. La cornée semble être devenue sensible.

Mort dans la nuit du 17 au 18.

Autopsie. — Couche optique entièrement détruite. Corps strié et capsule interne intacts (fig. I).

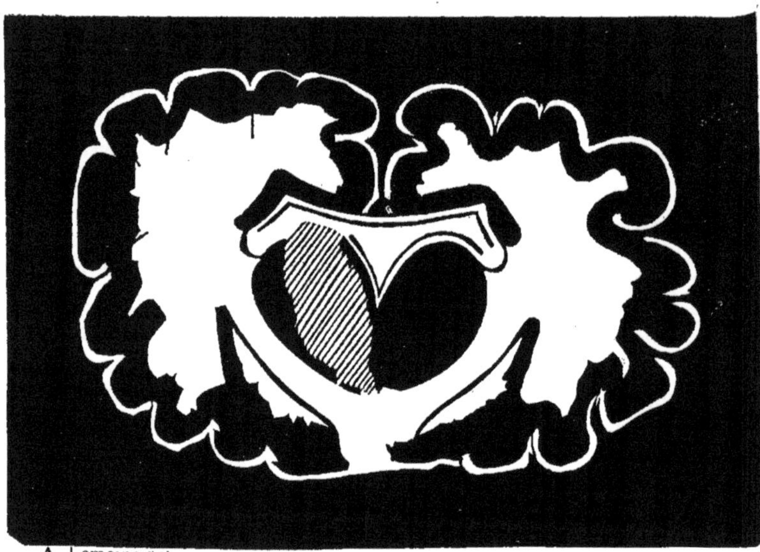

A. Lemoine del.

FIG. I.

Exp. IV. — Destruction de la couche optique. La capsule interne est intacte ainsi que le corps strié.

Un accident survenu aux pièces conservées à la suite de cette autopsie nous a empêché d'en faire l'examen complet, et nous n'avons pu que constater, mais cela d'une façon très nette, la destruction absolue de la couche optique ; c'est donc surtout à ce point de vue que le fait est intéressant. Nous essaierons d'en donner un peu plus tard, et si faire se peut, l'interprétation. Nous nous contenterons de noter particulièrement pour le moment la modification des phénomènes fonctionnels de *sensibilité*.

Experience V.

Hemorrhagie cérébrale expérimentale. — Région moyenne du corps strié et du pédoncule cérébral.

Chienne blanche et noire barbet, sur laquelle a été déjà faite pour le cours de physiologie une expérience dans le but de provoquer le mouvement de manège. A déjà eu des symptômes d'hémiplégie gauche avec eschare à la fesse du même côté. Paraît aujourd'hui entièrement guérie.

Le 24 octobre 1879, la canule est enfoncée à travers un trou pratiqué dans la région moyenne du pariétal droit, dans une direction un peu oblique de haut en bas et de dehors en dedans. Le passage du sang se fait pendant deux minutes au moins avant qu'il se manifeste de symptômes appréciables. Puis tout à coup nous voyons une dilatation pupillaire presque complète se faire du côté droit, c'est-à-dire du côté de l'hémorrhagie. En même temps l'oreille du même côté est animée de tic choréiforme et le globe oculaire droit se porte en strabisme externe et un peu en haut, tandis que le gauche est attiré vers l'angle interne et un peu en bas.

Il n'y a pas d'ictus proprement dit. Salivation abondante. La respiration est un peu ralentie.

On arrête l'hémorrhagie.

La tête étant détachée, on la voit immédiatement être entraînée du côté droit. La déviation conjuguée des globes oculaires à droite s'accentue davantage.

L'animal étant mis à terre tombe immédiatement sur son côté gauche et reste couché sans possibilité apparente de déplacement. Dans cette situation la tête et le cou sont fortement entraînés dans la rotation à droite et en haut de façon que le museau vient presque s'appuyer sur le dos de l'animal ; il semble qu'il y ait une tendance

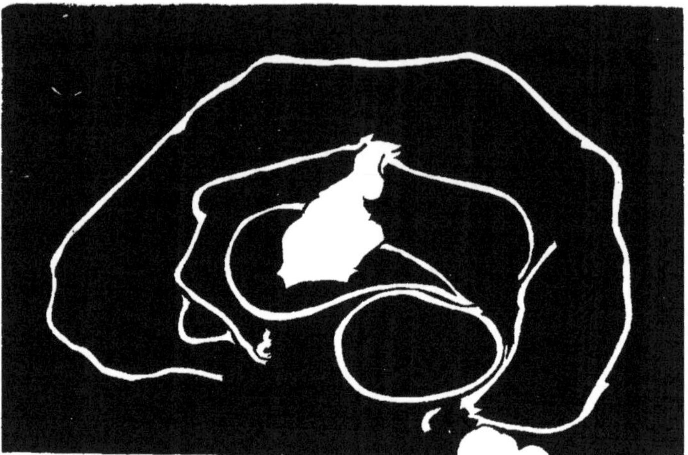

A. Lemoine del

FIG. II.

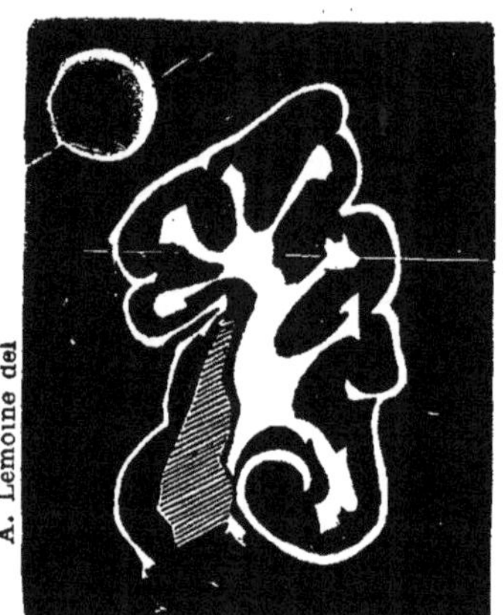

A. Lemoine del

FIG. III.

Exp. V. — La figure II montre le corps strié détruit. La couche optique est intacte. — La figure] III montre que la lésion a intéressé le pédoncule cérébral droit.

au roulement sur lui-même de gauche à droite, et ce mouvement s'accomplirait probablement si l'animal était capable de se mouvoir.

La déviation conjuguée est des mieux marquées et elle persiste alors même qu'on ramène la tête dans la rectitude et à gauche.

L'oreille gauche est comme entraînée en arrière dans une position demi couchée, tandis que la droite est portée en avant et en haut.

Les pattes du côté gauche sont, l'une demi fléchie, l'autre allongée sans roideur. Les pattes du côté droit sont demi fléchies.

La pression et la piqûre des membres détermine partout des réflexes qui témoignent de la conservation de la sensibilité. Peut-être est-elle diminuée du côté gauche (?)

L'animal est animé d'un petit tremblement pendant les mouvements respiratoires et pousse quelques cris plaintifs.

Mort dans la nuit.

Autopsie. — Le corps strié est détruit dans sa plus grande étendue; la couche optique est absolument intacte. Le pédoncule *cérébral* est atteint et détruit par la lésion. (Fig II et III.)

L'hémiplégie complète du côté opposé à la lésion constitue dans ce cas le symptôme fonctionnel prédominant. Or, la lésion principale a son siége bien localisé dans le corps strié tout entier.

Il importe de noter que les phénomènes de sensibilité ne semblent pas avoir été réellement atteints, puisque un examen très attentif dirigé de ce côté a donné lieu à un résultat au moins très douteux. Quant à l'entraînement de la tête et du cou qui était comme un commencement de rotation sur l'axe, il est de toute évidence qu'il était occasionné par la lésion bien constatée des fibres pédonculaires; cette même lésion a été certainement l'origine de la déviation des globes oculaires, car les faisceaux pédonculaires renferment les fibres de passage qui, ayant pris naissance dans les noyaux d'origine de l'innervation associée des globes oculaires, vont se rendre dans la portion hémisphérique des lobes cérébraux.

Experience VI.

Hémorrhagie cérébrale expérimentale. — Injection dans la région latérale et à peu près médiane de l'hémisphère droit.
Lésion de la couche optique, et principalement du pédoncule cérebelleux.

Chien terrier vigoureux, 5 novembre.

Le sang passe d'abord sans produire d'accidents, mais tout d'un coup après un brusque mouvement de l'animal, celui-ci pousse un cri et l'on observe les phénomènes suivants :

La pupille est fortement dilatée du côté droit ; l'œil gauche est entraîné dans un strabisme interne des plus manifestes. La tête se redresse violemment en arrière, la queue, raidie tout d'abord, est agitée de mouvements convulsifs. Les muscles sont dans un état de contracture tétanique.

La tête est portée à droite, puis à gauche.

Les membres sont pris d'un tremblement remarquable. L'œil gauche est agité d'un nystagmus tendant à le rapprocher de l'angle interne, mais sans déviation bien réelle.

Après cette période d'excitation survient un coma accompagné d'une respiration stertoreuse en tout semblable à celle des épileptiques.

Détaché et mis sur ses pattes l'animal est de nouveau agité de secousses convulsives avec contractions cloniques et toniques ; puis il tourne brusquement sur l'axe longitudinal de son corps, de telle sorte que les muscles de son cou, violemment contractés, entraînent le corps qui tombe lourdement de l'autre côté. Le même phénomène se reproduit jusqu'à ce que l'animal vienne s'arc-bouter contre le pied d'une table.

Il reste alors dans la torpeur, le corps fortement arqué du côté opposé à la lésion et gémissant péniblement.

Les attaques reparaissent à deux ou trois reprises différentes et avec la même intensité.

Au moment où nous écrivons (5 h. 1/2) le chien est toujours dans le même état, et aucun nouveau phénomène ne s'est manifesté.

L'exploration de la sensibilité a été peu fructueuse à cause de l'agitation de l'animal.

Autopsie. — L'hémorrhagie a pénétré dans la partie postérieure du ventricule latéral ; la couche optique est légèrement intéressée mais le corps strié ne présente pas d'altérations appréciables. La lésion principale occupe le pédoncule cérébelleux du côté droit, de façon que les fibres de ce prolongement soient presque complètement détruites jusqu'à leur entrée dans la substance cérébelleuse (Voyez fig. VI).

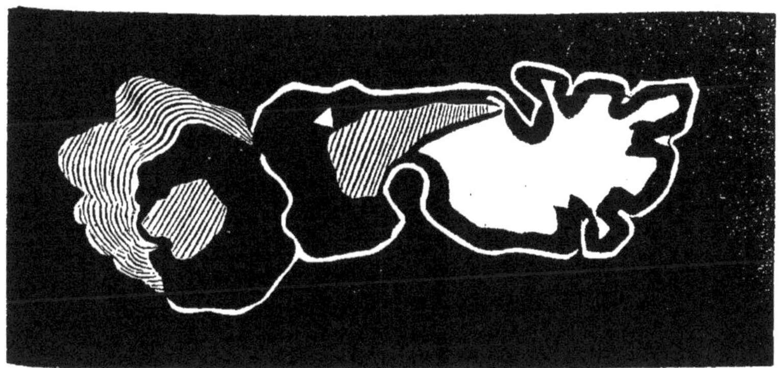

A Lemoine del.

FIG. IV.

Exp. VI. — Lésion du pédoncule cérébelleux droit se prolongeant un peu jusqu'au cervelet.

Les phénomènes fonctionnels qui se sont produits à la suite de cette expérience trouvent une explication toute naturelle dans le siége des lésions constatées à l'autopsie. C'est surtout l'implication des fibres pédonculaires et cérébelleuses qui a déterminé ces phénomènes. Il est fort probable aussi que la présence d'une certaine quantité de sang dans la cavité ventriculaire n'a pas été complètement étrangère à la production des attaques convulsives de nature épileptiforme.

Expérience VII.

Hémorrhagie cérébrale expérimentale dans la région médiane et un peu postérieure de l'hémisphère droit très près de la scissure interhémisphérique. Lésion partielle de la couche optique et du pédoncule cérébral; hémorrhagie ventriculaire.

Chien terrier jaune, très vif. 8 novembre 1879.

Le courant sanguin passe. Rien de particulier. Puis le chien s'agite et l'on interrompt pour recommencer dès que les secousses de l'animal se sont calmées.

Tout d'un coup, la respiration devient pénible. Les paupières s'ouvrent démesurément, les globes oculaires d'abord portés en haut et à gauche (œil gauche) en bas et à droite (œil droit) se dirigent définitivement vers la droite.

Au début, la tête est agitée follement et va alternativement de droite à gauche et de gauche à droite avec une grande violence, puis elle s'arrête à droite pour recommencer à se balancer quelques minutes après.

Mis sur ses pattes, le chien se tient debout et décrit aussitôt *un mouvement de manège* qui se fait vers la droite, la tête tournant à droite. Après quelques mouvements de ce genre, il marche quelque temps en ligne oblique, mais sans précision, sans solidité. Le train postérieur tout particulièrement paraît être faible, de même que le côté gauche.

Le chien se heurte souvent aux obstacles et reprend son mouve-

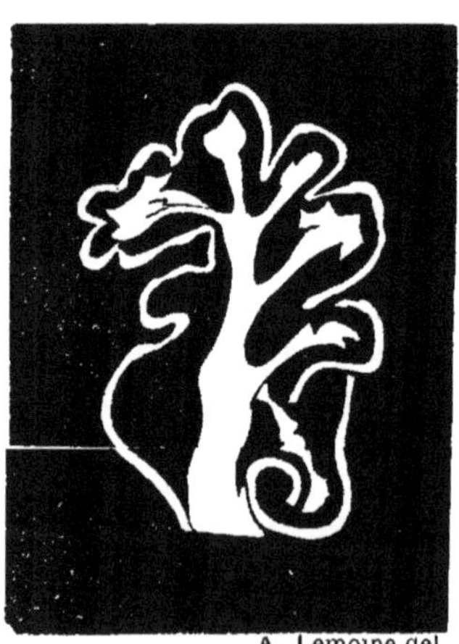

FIG. V.

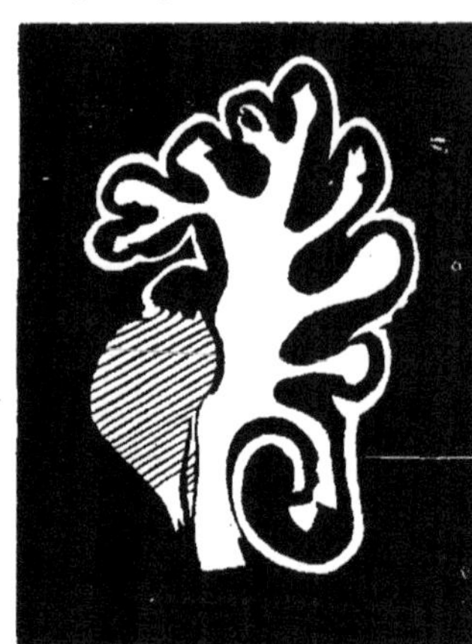

FIG. VI.

Exp. VII. — La figure V représente la partie antérieure de la couche optique qui est absolument intacte. — La figure VI représente la partie postérieure de la couche optique détruite complètement.

ment de manège, tantôt décrivant des cercles très grands, tantôt tournant presque sur place.

Il finit par se coucher sur le ventre. La tête n'est pas sensiblement déviée, mais dès qu'on fait lever l'animal il décrit un cercle plus ou moins étendu.

La sensibilité est parfaitement intacte à droite et à gauche.

Vers six heures, l'animal, au moment où il se remettait sur ses pattes a été pris subitement d'une sorte d'attaque dans laquelle le cou raidi était violemment porté à droite et en arrière comme en *opisthotonos*.

Puis l'animal couché sur le ventre et paraissant être dans l'impossibilité de se lever agitait sur place ses quatre membres comme dans le mouvement de natation. Il a été trouvé mort le lendemain matin dans cette attitude.

Autopsie. — L'hémorrhagie a atteint et détruit presque complètement la partie postérieure de la couche optique du côté droit en empiétant sur le pédoncule cérébral du même côté ; de plus une certaine quantité de sang s'est répandue dans la cavité ventriculaire.

Toute la région antérieure de la couche optique est parfaitement indemne (Voy. fig. V et VI).

La détermination du mouvement de rotation en manège par la lésion expérimentale des fibres pédonculaires, constitue le point remarquable de cette observation.

§ IV. — *Expériences rélatives aux altérations provoquées par l'intervention de l'acide osmique porté au contact des éléments de la substance cérébrale.*

Les faits de ce chapître constituent un simple essai de méthode expérimentale appliquée à l'étude que nous poursuivons : cet essai nous a été suggéré par les notions que nous possédons en histologie sur l'action spéciale de l'acide osmique sur les éléments nerveux, pour lesquels cette substance a, comme on le sait, une affinité particulière. Il était pour cette raison naturel de se demander si l'acide osmique introduit soit à la surface, soit dans les profondeurs des circonvolutions cérébrales ne produirait pas des effets localisés qu'il serait on ne peut plus facile de constater, en suivant la trace tout à fait individuelle que laisse la substance au contact des éléments organiques du tissu nerveux.

Nos prévisions ont été, en principe, confirmées, mais nous devons le dire immédiatement, un peu trop au-delà de nos espérances, car les plus petites quantités d'acide osmique introduites au sein de la substance cérébrale fusent et cheminent au loin avec la plus grande facilité, de sorte que dans nos essais qui, malheureusement, n'ont pas pu être suffisamment répétés à ce point de vue, le but que nous proposions a été presque toujours dépassé. Néanmoins comme l'extension de la substance chimique s'est faite presque constamment dans l'ordre anatomique de certains conducteurs et centres nerveux de l'organe encéphalique, nos expériences présentent un certain intérêt au point de vue du rapprochement qu'il est permis de faire entre les phénomènes fonctionnels observés et le siège des altérations déterminées par l'acide osmique.

Expérience VIII.

Injection d'acide osmique à la région postérieure de l'hémisphère droit.

24 décembre 1877. Sur une chienne jaune et blanche très vigoureuse nous déposons une petite quantité d'acide osmique à la région postérieure de l'hémisphère droit.

Cris de douleur de l'animal. Strabisme divergent double. Nystagmus de l'œil droit suivi au bout de quelques minutes du ptosis du même côté.

Paralysie de la sensibilité cornéenne à droite.

La tête est entraînée de droite à gauche et le corps suit cette impulsion Mis à terre l'animal tourne de droite à gauche sur son axe antéro-postérieur avec une rapidité extrême.

Battements du cœur très précipités. Respiration stertoreuse.

Mort dans la nuit.

Autopsie. — La piqûre correspond à l'union du quart postérieur avec les trois quarts antérieurs du cerveau. L'acide osmique a pénétré jusque dans les cavités ventriculaires et sur tout un trajet très déterminé qui correspond aux tractus musculaires de la membrane ventriculaire. Il a contourné dans ce trajet les pédoncules cérébraux et cérébelleux supérieurs qui sont ainsi pris dans un véritable cercle. Sur une étendue d'environ 3 centimètres de longueur sur 2 de largeur nous trouvons à la face supérieure du cerveau la pie-mère noircie par l'acide osmique et très adhérente à la substance cérébrale. Le liquide ne paraît pas avoir dépassé l'extrémité inférieure du quatrième ventricule.

Les poumons présentent une grande quantité d'écume bronchique avec des épanchements hémoptoïques à la base, tous phénomènes qui rappellent ceux qu'on observe à la suite de la section du pneumogastrique.

Experience IX.

Injection d'acide osmique à la région antérieure de l'hémisphère droit.

31 décembre 1879. Sur un épagneul nous introduisons le plus superficiellement qu'il nous est possible quelques gouttes d'acide osmique sur la partie antérieure de l'hémisphère droit.

Cris de douleur très violents.

L'animal mis en liberté ne présente aucun trouble appréciable de la motilité et de la sensibilité.

Mais les jours subséquents on observe des vomissements constants et répétés de matières liquides verdâtres d'aspect bilieux. L'animal paraissait d'ailleurs assez gai et mangeait régulièrement les aliments qui lui étaient présentés.

Autopsie. — Nous sacrifions l'animal le quinzième jour après l'opération, à l'aide de la chloroformisation poussée jusqu'à la mort.

Après l'ouverture du crâne nous constatons sur le cerveau les altérations suivantes :

A la partie antérieure de l'hémisphère cérébral droit, immédiatement en arrière du sillon crucial dans une étendue de 2 centimètres carrés environ, la dure-mère présente une coloration gris-noirâtre qui révèle le contact et la dissémination de l'acide osmique. Cette coloration pénètre dans toute l'épaisseur des méninges et arrive jusqu'au contact de la substance des circonvolutions ; on constate à cet endroit une espèce de dépression et une injection vasculaire simulant un foyer superficiel d'hémorrhagie capillaire.

Expérience X.

Injection d'acide osmique à la région postérieure de l'hémisphère droit.

20 décembre 1877. Sur un chien jaune, terrier, nous perforons le crâne à la région postérieure de l'hémisphère droit et par le trou ainsi obtenu nous déposons quelques gouttes d'acide osmique sur la substance corticale.

L'animal pousse des cris de douleur.

Nous observons du côté droit de la dilatation pupillaire, du nystagmus et un tremblement de la paupière, pendant que du côté gauche se manifeste un strabisme interne.

L'animal est plongé dans le collapsus et présente des phénomènes respiratoires dont nous attribuons la cause à une lésion bulbaire.

L'autopsie justifie nos prévisions, nous trouvons en effet que l'acide s'est frayé un passage du point touché de l'écorce de la substance grise jusqu'aux ventricules lesquels se trouvent par ce fait entièrement colorés en noir.

Expérience XI.

Injection d'acide osmique à la région antérieure de l'hémisphère droit.

22 décembre 1873. Par le même procédé que précédemment nous déposons de l'acide osmique à la région antérieure de l'hémisphère droit d'un chien noir très vigoureux.

L'animal pousse des cris intenses.

Nous ne pouvons constater aucune modification appréciable des phénomènes moteurs.

La sensibilité est considérablement émoussée.

Nous notons comme phénomènes remarquables ce qui se passe consécutivement dans l'œil gauche de l'animal lequel devient le siège de troubles trophiques très remarquables.

Ces troubles consistent en une opacité de la cornée coïncidant avec une immobilisation relative dans la sphère de l'opacité. Il y a eu en même temps une vive injection de la conjonctive avec léger chémosis

Cette injection a consécutivement disparu et l'opacité cornéenne s'est limitée à une zone à peu près centrale de un demi centimètre de diamètre.

A part un peu d'injection simultanée de la conjonctive, l'œil opposé et notamment la cornée n'a rien présenté d'anormal.

Sacrifié à l'aide du chloroforme le 9 février.

Autopsie. — A la surface de l'hémisphère cérébral droit, environ à un centimètre et demi du sillon crucial, on aperçoit une sorte de dépression de forme quadrangulaire au niveau de laquelle existe un épaississement avec adhérence très forte des méninges. On dirait une plaque de sclérose épaisse et large n'intéressant que superficiellement la couche corticale des circonvolutions. C'est un effet local de l'acide osmique lequel ne paraît pas avoir pénétré dans les parties profondes ni avoir fusé comme dans les cas précédents. Des coupes faites avec grand soin dans les régions protubérantio bulbaires ne nous montrent sur les parties principales aucune altération appréciable.

D'après cela, il est difficile de rattacher les altérations trophiques de la cornée à la lésion que nous venons de constater, à moins d'admettre qu'il y a dans cette région des fibres qui se relieraient aux nerfs de la 5e paire et qui lui fourniraient son influence trophique.

Il est certain que les choses se sont passés dans ce cas comme dans les faits de lésions partielles expérimentales de la racine descendante ou sensitive de la 5e paire ; et qu'il ne s'est produit, à notre connaissance, aucune condition étrangère à l'expérience ayant pu donner lieu aux altérations trophiques en question.

§ V. *Resumé synthétique des observations expérimentales.*

Les détails circonstanciés dans lesquels nous sommes entré à propos de chacune de nos observations expérimentales, et les réflexions dont nous les avons fait suivre nous dispensent de longs commentaires.

Il nous suffira de donner ici un résumé synthétique faisant ressortir les résultats essentiels de ces observations.

Un premier point que nous tenons à rappeler, c'est que la piqûre de la portion corticale des circonvolutions, nécessitée par le dispositif expérimental pour la réalisation de l'hémorrhagie dans chacune de nos expériences n'amène pas de réaction notable et surtout ne produit aucun phénomène fonctionnel tendant à montrer l'excitabilité physiologique de cette région.

L'épanchement artificiel de sang à la surface de ces mêmes circonvolutions, dans le cas de production expérimentale des hémorrhagies méningées en foyer plus ou moins circonscrit, semble témoigner également de cette inexcitabilité fonctionnelle. En effet, les phénomènes consécutifs à l'hémorrhagie méningée sont presque tous de l'ordre des symptômes dus à une compression plus ou moins considérable.

Parmi les résultats des lésions réalisées dans les expériences de notre second groupe, c'est-à-dire celles relatives aux hémorrhagies en foyers plus ou moins circonscrits dans le parenchyme des circonvolutions cérébrales (régions antérieure, moyenne et postérieure), il en est un qu'il importe particulièrement de remettre en relief, c'est celui qui se rapporte à la démonstration par notre expérience III du lieu où semble se faire en un point des hémisphères l'association fonctionnelle des mouvements conjugués des yeux, association dont le véritable centre se trouve, comme on le sait bien maintenant, depuis les travaux de Duval et Laborde, dans le noyau bulbaire de la sixième paire de nerfs crâniens. (V. le mémoire de MM. Mathias Duval et Laborde, dans le journal de l'Anotomie et de Physiologie de Ch. Robin et G. Pouchet : *De l'Innervation des mouvements associés des globes oculaires*, numero de février, 1880).

Quant aux lésions assez heureusement réalisées dans la région de la capsule interne, elles ont amené, ainsi qu'on a pu s'en convaincre, des phénomènes fonctionnels qui corroborent à peu près complètement les principaux résultats obtenus jusqu'à présent, soit sur le terrain clinique soit sur le terrain expérimental, à propos de cette région de conduction motrice intra-cérébrale si importante.

Nous signalerons encore une fois le fait si remarquable de dégénération secondaire de la moelle épinière observée à la suite de notre expérience II.

Dans nos expériences relatives aux hémorrhagies dans les régions plus profondes et centrales, nous avons choisi, comme on a pu s'en convaincre, les plus typiques par les altérations respectives soit de la couche optique, soit du corps strié. Le fait essentiel à la suite de la destruction hémorrhagique plus ou moins complète de la couche optique c'est celui des altérations de la sensibilité générale et spéciale, tandis que les altérations parallèles du corps strié ont donné constamment lieu à des phénomènes du côté de la motricité. Sans être nouveaux ces résultats acquièrent ici une signification et une valeur particulières à raison de la netteté de la démonstration expérimentale.

Enfin, quelques-unes de nos expériences ont réalisé des lésions partielles des fibres pédonculaires soit cérébrales, soit cérébelleuses, de façon à ne laisser aucun doute sur les propriétés fonctionnelles qui appartiennent à ces régions.

CHAPITRE IV.

§ 1. — *De l'excitabilité de l'écorce grise et en particulier des centres dits moteurs, chez le fœtus et le nouveau-né.*

Nous nous sommes à peu près exclusivement occupé jusqu'à présent de la détermination expérimentale par un procédé particulier qui paraît se rapprocher le plus des procédés pathologiques naturels des localisations fonctionnelles des parties plus ou moins centrales des hémisphères cérébraux.

Ce que nous avons dit au début de ce travail dans notre analyse critique des procédés a pu faire pressentir les doutes plus que motivés que nous inspirait la prétendue détermination des centres dits psycho-moteurs de l'écorce. Il y a là selon nous une erreur d'interprétation des faits indéniables qui réside surtout dans la terminologie adoptée; en effet, le double mot psycho-moteur semble exprimer implicitement l'excitabilité motrice de l'écorce grise elle-même, ce qui est précisément la chose en question. Nous nous expliquerons bientôt plus amplement sur ce point, mais auparavant afin de ne pas multiplier les obscurités qui entourent déjà suffisamment ce sujet délicat, nous relaterons quelques expériences qui nous paraissent offrir, dans l'espèce, un réel intérêt.

Nous nous sommes demandé si l'excitation de l'écorce chez le nouveau-né donnerait les mêmes résultats que chez l'adulte. On n'ignore pas (bien que cette étude n'ait pas encore été faite d'une façon complètement satisfaisante) que les éléments organiques de l'écorce grise des circonvolutions diffèrent très notablement chez l'embryon et chez le nouveau-né de ces mêmes éléments chez l'animal plus avancé en âge et surtout ayant atteint l'âge adulte. Nous le démontrerons tout à l'heure par les résultats de l'examen histologique pratiqué de main tout à fait compétente.

Or, s'il est vrai et c'est là un principe physiologique incontestable, qu'une corrélation directe existe entre la fonction et l'organe et par conséquent entre la perfection de l'une et de l'autre, il était logique de se placer dans les conditions de recherche capables de fournir une démonstration de ce principe dans le cas particulier qui nous occupe.

Dans ce but nous avons institué les expériences qui suivent, lesquelles, ainsi qu'on va le voir, ont justifié en majeure partie nos présomptions.

Expérience XII.

Excitation par un courant électrique des parties corticales antérieures et postérieures du cerveau, à travers des petits trous pratiqués dans la calotte crânienne.

Chien nouveau-né. 17 décembre 1879.

Les électrodes sont introduits dans le crâne au moyen de deux petites ouvertures pratiquées à travers la voute osseuse. Pas d'hémorrhagie. L'animal épuisé par l'inanition est très calme.

Nous excitons avec un courant induit de faible intensité la partie antérieure de l'*hémisphère droit* dans une région supposée voisine du sillon crucial et nous constatons à la suite de chaque excitation des mouvements très nets et très accentués de *la patte antérieure gauche*.

L'excitation des parties postérieures de l'hémisphère droit par le même procédé ne produit aucun mouvement.

Nous répétons l'expérience sur la partie postérieure de l'hémisphère gauche, et, même avec un courant très fort, nous n'obtenons aucun phénomène moteur.

Autopsie. — A la partie antérieure du cerveau, les traces correspondantes aux deux trous de la paroi osseuse se reconnaissent facilement à quelques centimètres du sillon crucial, un peu en arrière de celui-ci et en plein sur le *gyrus sygmoide.*

A la partie postérieure les traces existent à 1 centimètre 1/2 en avant du cervelet.

Expérience XIII.

Excitation par un courant électrique des régions antérieures et postérieures de l'écorce cérébrale mise complètement à nu par l'enlèvement de la calotte crânienne.

Chien nouveau-né. 17 décembre 1879.

Sur un autre chien nouveau-né frère du précédent, la calotte crânienne ayant été enlevée ainsi que les méninges avec beaucoup de précautions sur l'un des hémisphères d'abord (le gauche), après avoir attendu quelques instants, les extrémités de l'excitateur sont portées très nettement et très superficiellement un peu en arrière du sillon crucial au niveau du sillon de séparation du petit lobule de forme à peu près quadrilatère, qui borne en arrière ledit sillon et la scissure interhémisphérique, et nous obtenons immédiatement un soulèvement en totalité de la patte droite antérieure du côté opposé.

Lorsque l'excitateur est pareillement porté sur les circonvolutions postérieures selon une ligne parallèle à la scissure interhémisphérique et partant du petit lobule antérieur dont il vient d'être question, on n'obtient aucun effet moteur.

La répétition de l'expérience sur l'hémisphère du côté opposé donne des résultats absolument identiques.

Lorsque l'excitateur est appliqué au fond de la scissure sur le corps calleux, on obtient des mouvements doubles des pattes antérieures et consécutivement des mouvements généraux des quatre membres ; il est d'ailleurs nécessaire pour cela, l'animal étant un peu épuisé, d'augmenter sensiblement l'intensité du courant.

Expérience XIV.

Electrisation par un courant électrique des parties corticales antérieures et postérieures mises à nu.

Chat nouveau-né. 3 janvier 1880.

Nous enlevons la calotte osseuse du crâne en y pratiquant une incision cruciale au moyen du bistouri et en arrachant à l'aide d'une pince les lambeaux osseux ainsi obtenus. Par ce procédé toute la face postérieure du cerveau se présente à découvert, l'opération ne donne le plus ordinairement lieu qu'à une hémorrhagie insignifiante et la vigueur de l'animal n'est aucunement diminuée pendant toute la durée de l'expérience.

Nous constatons alors de la façon la plus nette :

1° Que l'excitation électrique d'une certaine région superficielle de la partie antérieure d'un hémisphère produit des mouvements dans la patte du côté opposé.

2° Que l'excitation des parties postérieures ne donne lieu à aucun phénomène moteur.

En promenant l'excitation sur toute l'étendue des hémisphères depuis la partie postérieure jusqu'à la partie antérieure, nous arrivons ainsi à bien circonscrire l'endroit précis de la partie antérieure dont l'excitation produit constamment le mouvement de retrait de la patte antérieure du côté opposé.

Cet endroit est indiqué par un espace clair dans la figure ci-jointe.

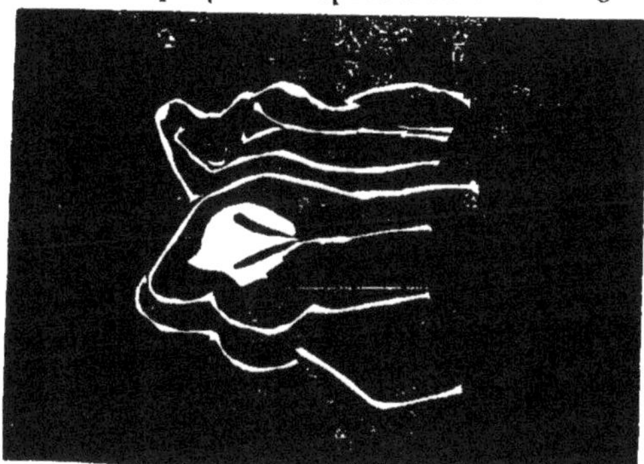

A. Lemoine del.

Fig. VII.

Exp. VIII. — Cerveau de jeune chat. La partie claire représente la région dont l'excitation électrique a déterminé des mouvements.

Après cette constatation, nous enlevons soigneusement et complètement dans toute son épaisseur la couche grise correspondante au lobule dont l'excitation donne lieu aux phénomènes moteurs ci-dessus indiqués. L'excitation électrique réalisée dans les mêmes conditions de la partie immédiatement sous-jacente donne lieu exactement aux mêmes phénomènes de motricité du côté de la patte opposée.

Cette expérience répétée sur deux autres chats nouveau-nés, et toujours dans les mêmes conditions, nous a donné des résultats absolument identiques et qui permettent d'affirmer nettement une relation de cause à effet.

Avant d'essayer l'interprétation de ces observations expérimentales dont l'intérêt, dans les conditions où elles ont été réalisées, ne saurait être méconnu, donnons le résultat sommaire mais explicite de l'examen histologique de la couche corticale chez le nouveau-né, en regard et en comparaison de l'examen des mêmes parties chez l'adulte ; il nous suffira de dire que cet examen a été fait par M. Mathias Duval pour en faire apprécier la valeur et la signification :

1° Dans le cerveau du petit chien nouveau-né on ne trouve en fait d'éléments cellulaires que des myélocites, c'est-à-dire des noyaux sphériques avec nucléoles entourés d'une mince couche de protoplasma souvent à peine visible, parfois, mais rarement allongés en un petit corps cellulaire fusiforme. Cette dernière disposition se rencontre dans les couches superficielles, jamais dans les couches profondes de la substance corticale, couches profondes où on ne trouve aucun élément qui rappelle la forme des cellules pyramidales de l'âge adulte.

2° Au contraire en examinant sur une coupe les mêmes régions corticales empruntées à un chien adulte, on se trouve en présence des formes cellulaires bien connues comme caractéristiques de cette substance. Ce n'est pas à dire toutefois qu'on trouve des cellules pyramidales aussi nombreuses et aussi grandes que dans la substance corticale du cerveau humain ; il y a encore nombre de myélocytes c'est-à-dire de cellules nerveuses embryonnaires, mais on trouve entre ces éléments des cellules pyramidales de grande et de petite dimension, formant des stratifications régulières quoique peu serrées.

Le fait capital qui domine dans les essais précédents d'excitation par l'électricité de l'écorce des circonvolutions chez l'animal nouveau-né, c'est que les choses s'y passent comme cela a été vu chez l'adulte, au moins pour une des zones motrices (celle des pattes antérieures), bien que les éléments organiques composant cette écorce, y soient encore à l'état embryonnaire, et bien que l'excitabilité propre de ces éléments soit nulle dans d'autres régions, même lorsqu'on cherche à la provoquer par le même moyen artificiel : l'électrisation.

Il semble donc que, quoique le point de départ de l'excitation motrice soit dans l'écorce, le véritable siège organique de cette excitation fonctionnelle ne réside pas dans les éléments organiques de cette écorce. C'est ce qui paraît résulter plus clairement encore de la contre-épreuve expérimentale.

Si on enlève, en effet, comme dans l'une de nos expériences ci-dessus (exp. XIV), la rondelle de substance corticale dont l'excitation apparente amène constamment des manifestations motrices dans le membre antérieur du côté opposé (et cette ablation se fait, dans les conditions expérimentales où nous nous sommes placé, avec la plus grande facilité, notamment sans hémorrhagie grave), l'excitation immédiate de la surface sous-jacente par un courant de même intensité que celui qui a servi à l'excitation de la couche corticale superficielle, donne exactement le même résultat, c'est-à-dire le mouvement de retrait de la patte antérieure opposée.

Il est donc légitime d'inférer de là que l'excitation de la couche corticale a agi, à travers celle-ci, sur les éléments sous-jacents qui sont les véritables éléments excitables et de conduction de la motricité nerveuse : ces éléments organiques, nous avons à peine besoin de l'ajouter, constituent les faisceaux de fibres conductrices centrifuges, dont la marche préétablie dans la disposition structurale du centre cérébro-spinal semble être constante, au moins pour ce qui est de la zone de motricité visée et déterminée plus haut dans nos essais expérimentaux sur les animaux nouveau-nés.

C'est l'existence réelle de ces fibres conductrices aboutissant à l'écorce et en partant que démontrent toutes les expériences réalisées à l'aide du procédé de l'électrisation, et pas autre chose. Il est vrai que tous les expérimentateurs sont loin d'admettre le parcours constant, invariable du courant moteur, et M. le professeur Brown-Séquard a émis, à cet égard, des considérations tirées de ses recherches personnelles, qui s'éloignent notablement des résultats admis par la plupart des auteurs, et que l'autorité de l'éminent professeur dans ces questions, nous fait un devoir d'examiner. Nous reviendrons ensuite à la discussion physiologique des faits relatifs aux prétendus centres psycho-moteurs en nous occupant d'une autre question qui intervient fatalement en un pareil sujet, c'est la question de la suppléance.

§. II. — *Théorie de M. Brown-Séquard.*

M. Brown-Séquard a introduit dans la discussion des phénomènes de la pathologie cérébrale des considérations toutes particulières. Il n'a pas été suivi dans cette voie par des adeptes bien nombreux, mais quand un pareil nom se trouve à la tête d'une école, on doit s'attendre à une polémique sérieuse. La question mérite donc d'être étudiée de près et ce n'est qu'après avoir scupuleusement pesé les arguments que l'esprit pourra se faire une conviction bien établie et dégagée de tout parti pris. Les conclusions de M. Brown-Séquard sont basées sur des faits et des principes dont on ne peut pas nier la vérité et la justesse ; mais l'interprétation peut en être contestée.

Pour lui, le cerveau n'est pas divisé en régions délimitées. La zone motrice, les centres cortico-cérébraux, la troisième frontale, tout cela n'existe pas physiologiquement et les idées généralement admises à ce sujet doivent être absolument modifiées. Il n'y aurait pas dans l'encéphale des parties destinées à telle ou telle fonction, jouissant d'une aptitude physiologique particulière et en rapport avec les phénomènes jusqu'ici constatés. Loin d'être groupés en agglomérations, en nids, pour former des centres, les éléments nerveux seraient éparpillés dans le stroma des hémisphères, et cependant unis par une solidarité assurée par l'existence de fibres commissurales.

Dès lors les phénomènes consécutifs aux lésions ne seraient pas en rapport avec la perte des fonctions d'une région déterminée, mais bien avec des excitations transmises au loin et ces phénomènes pourraient être provoqués, toujours identiques, par des lésions très variées. Le mécanisme de la production des phénomènes serait explicable tantôt par une cessation d'activité, et l'on aurait alors quelque chose d'analogue à ce qui se produit pour le nerf vague, tantôt par une manifestation d'activité comme quand on excite un nerf à la périphérie.

On le voit, ces principes sont justes et la physiologie les ratifie pleinement, mais elle ne peut pas, croyons-nous, s'accommoder de leur interprétation.

Et d'abord les phénomènes que M. Brown-Séquard veut comparer à ceux qui sont relatifs au nerf vague, ne leur sont pas assimilables. Lorsque l'on fait passer par ce nerf un courant faible, les mouvements du cœur sont d'abord légèrement accélérés ; si l'intensité du courant est accrue, on observe un ralentissement qui s'accentue de plus en plus jusqu'à l'arrêt complet ; mais quand l'excitation est soutenue au delà de certaines limites, les mouvements reparaissent rapides et presque tumultueux. Il n'y a là rien de spécial au pneumogastrique, et M. Rouget a démontré que les phénomènes d'arrêt se produisaient toutes les fois que des cellules ganglionnaires se trouvaient sur le trajet de l'influx nerveux. Ces phénomènes ne peuvent être que transitoires, car la force de rétention des cellules se transforme en force active, par le fait de l'accumulation. La différence est grande entre cette paralysie passagère et les paralysies de 10, 20 ans et plus, pour l'explication desquelles M. Brown-Séquard invoque cette loi physiologique. Que dire, en effet, d'une excitation assez puissante, assez prolongée pour influencer pendant si longtemps les cellules de l'encéphale, ou de la force de rétention de ces cellules ?

Ce n'est pas tout. Si les éléments nerveux sont disséminés dans le cerveau sans aucun ordre physiologique ou anatomique ; si, d'un autre côté, ces éléments sont réunis par des fibres intra-hémisphériques, il est difficile d'expliquer pourquoi les lésions de certaines parties ne donnent pas lieu à des phénomènes d'arrêt. MM. Carville et Duret ont enlevé sur la région postérieure une rondelle de substance cérébrale grande comme une pièce de 50 cent., sans voir survenir le moindre symptôme moteur. Pourquoi n'y a-t-il pas eu, dans ce cas, de phénomènes paralytiques attribuables à une cause quelconque ?

Les phénomènes d'arrêt sont pourtant indiscutables, seulement leur caractère essentiel est leur fugacité. C'est par une action suspensive que, sous l'influence de la colère ou de tout autre sentiment violent, la parole est momentanément supprimée ; puis les mots font explosion et l'on retrouve alors cette décharge des cellules que nous signalions plus haut.

Passant ensuite aux symptômes attribuables à l'excitation, M. Brown-Séquard cite des cas où des convulsions et des contractures sont survenues du côté de la lésion, mais il faut bien remarquer que le côté opposé était paralysé. Le professeur du collège de France conclut que les effets peuvent se produire du même côté que la cause, et que la loi qui assigne à la paralysie ou autres phénomènes le côté opposé à la lésion du cerveau est fausse.

Les faits cités par l'éminent physiologiste sont incontestables, mais leur interprétation peut être passible d'objections sérieuses. Il est vrai que les membres sont contracturés ou convulsés du côté de la lésion, mais il est tout aussi vrai qu'ils sont paralysés du côté opposé. D'un côté donc, il y a eu abolition de fonctions, de l'autre au contraire une surexcitation de nature morbide. Dans les cas qu'il cite lui-même, M. Brown-Séquard niera-t-il que la paralysie est croisée avec la lésion ? Invoquera-t-il une action d'arrêt s'exerçant à distance? n'est-il pas étrange enfin que les symptômes, si les effets sont directs, soient plus fortement accentués du côté où ne s'est pas produite l'hémorrhagie?

Pour nous, nous nous permettons de croire que ces faits peuvent comporter une interprétation plus simple et plus concordante avec les données généralement admises.

Les hémisphères cérébraux, tout en ayant leur individualité propre, doivent cependant être unis par une solidarité qui se manifeste même à l'état physiologique. On sait avec quelle difficulté on arrive à imprimer aux membres des mouvements contraires; on observe dans bon nombre de cas une synergie fonctionnelle aux résultats de laquelle on a appliqué la dénomination très heureusement choisie de *mouvements associés*. Il devient, dès lors, facile de comprendre comment une lésion d'un hémisphère peut retentir sur l'autre. Celui dans lequel une hémorrhagie se sera produite deviendra inactif par suite de la destruction des éléments nerveux qui le composent, l'autre, au contraire, traduira sa souffrance par une surexcitation anormale, phénomène qui peut être rapproché de ce qu'on a décrit, pour l'œil, sous le nom d'ophthalmies sympathiques.

M. Brown-Séquard va plus loin : il prétend que les symptômes observés ne résultent jamais de la suppression d'une fonction.

Cependant M. Brown-Séquard a publié (1) une série de faits tendant à prouver que la paralysie ou les autres symptômes peuvent se manifester du côté même de la lésion.

Sans expliquer ces cas de paralysies directes, M. Brown-Séquard admet deux ordres de conducteurs : les uns directs, les autres croisés. Ce seraient alors les premiers qui seraient atteints. Mais comment sont-ils disposés pour qu'une hémorrhagie qui donne 150 grammes de sang n'atteigne qu'eux et respecte les fibres croisées? Par contre, si l'on songe à l'immense fréquence des paralysies opposées à la lésion, il faut croire que s'il existe des conducteurs sans décussation, ils sont protégés par une intervention mystérieuse pour que leur lésion soit si rare. Dans l'hypothèse de Brown-Séquard, on n'aurait jamais d'hémiplégie complète ou plutôt on devrait toujours avoir des diplégies incomplètes.

Arrivons maintenant à la question de la suppléance.

§ III. — *De la suppléance fonctionnelle des hémisphères cérébraux. — Théorie physiologique de l'auteur.*

Si on enlève à un chien ce qu'on a appelé le centre des

(1) Arch. phys., 1877.

pattes antérieures, par exemple, on observe une abolition complète des mouvements correspondants. Puis au bout d'un temps variable, mais jamais bien long, la motilité revient et l'animal ne paraît pas s'être aperçu de la lésion provoquée chez lui. Pour expliquer ce phénomène embarrassant, on a invoqué, ou plutôt imaginé une loi dite de *suppléance*, en vertu de laquelle un nouveau centre fonctionnel, identique au centre détruit, se serait formé dans un point voisin de l'écorce cérébrale.

On aurait donc ainsi le premier exemple de la résurrection *in toto* d'un organe enlevé, résurrection qui étonne à bon droit, car elle n'a pas d'analogie dans l'anatomie; et pourtant elle a été jusqu'ici presque généralement admise, plus, croyons-nous, pour les besoins de la cause que par conviction bien établie. Cette loi même a fourni le sujet d'une thèse dont les conclusions lui sont absolument favorables et dans laquelle M. Parant n'a pas hésité à dire que, si les localisations cérébrales n'existent pas, la suppléance n'a pas sa raison d'être.

Pour nous, au contraire, la proposition devrait être ainsi formulée : « Si les localisations cérébrales existent, la suppléance telle qu'on la comprend est inadmissible. » Évidemment, si cette suppléance est réelle, il n'y a plus de localisations cérébrales. Les deux opinions nous ont toujours paru inconciliables, et nous allons essayer de justifier notre assertion.

Nous rappellerons d'abord rapidement les objections sérieuses qui ont été faites à cette manière d'interpréter les faits.

On a dit avec beaucoup de raison que si le centre qui s'est formé tout nouvellement vient à être détruit à son tour, il devra lui aussi avoir son suppléant, dont la disparition pourrait nécessiter un nouveau remplacement, et le centre est ainsi condamné à des pérégrinations qui peuvent le mener fort loin.

Mais deux physiologistes italiens ont excité la substance qui entourait la lésion produite expérimentalement. Le résultat a été négatif et n'a pas justifié l'hypothèse que nous discutons.

Dans sa thèse d'agrégation, M. Lépine émet l'opinion que le centre n'a pas été complètement détruit, et qu'il s'est produit par le fait du traumatisme une stupéfaction des éléments nerveux qui expliquerait la paralysie en même temps que sa fugacité. Cette hypothèse est applicable à des cas dans lesquels la destruction aurait été incomplète et, sans être absolue, elle doit être prise en considération.

M. Ch. Richet, lui, admet que la conduction, au moins chez le chien, n'a pas une route absolument tracée d'avance. Il est vrai que chez l'homme les paralysies corticales sont permanentes et il faudrait, ajoute-t-il, peut-être établir une différence entre l'encéphale de l'homme et celui du chien. En somme, *il y a des voies habituelles, il n'y a pas des voies nécessaires*. Opinion conciliante, assurément, mais qui n'est pas de nature à éclairer beaucoup la question et à satisfaire l'esprit perdu au milieu de ces incertitudes.

Le fait est là, pourtant incontestable, flagrant, se reproduisant avec une constance indéniable. Après l'excitation d'une région déterminée, le mouvement apparaît dans un membre toujours le même. M. Rouget a montré qu'en déplaçant les électrodes de quelques millimètres on pouvait faire varier ces mouvements, et ce résultat prouve que toutes les régions de la zone motrice n'expriment pas de la même manière leur excitation. Dira-t-on alors que les cellules grises possèdent des propriétés différentes et spéciales? Que le tissu nerveux n'est pas physiologiquement homogène?

Rien n'autorise l'admission d'une pareille hypothèse.

La motricité est une propriété générale de tous les éléments moteurs, et si le centre du bras fait mouvoir le bras, ce n'est pas en vertu d'un *modus agendi* qui lui serait particulier, et on ne doit voir là qu'une manifestation d'une propriété physiologique dont les effets sont liés à la disposition des conducteurs. L'anatomie a été jusqu'ici impuissante à nous révéler le secret de l'agencement des fibres dans les parties les plus reculées du cerveau, mais ici, plus que jamais, la fonction peut faire trouver la trace de l'organe, si le raisonnement s'appuie sur l'expérimentation. Or l'expérimentation démontre ce fait incontestable que l'excitation du même point du cerveau produit à très peu près les mêmes mouvements, si on opère dans des conditions convenables. Ce résultat n'est explicable que si l'on admet que les fibres nerveuses conductrices sont disposées de telle façon qu'elles viennent aboutir en faisceaux, à des points déterminés. C'est ainsi que sont constitués les centres de l'écorce, absolument comme un point situé dans l'obscurité est éclairé lorsqu'on y dirige un faisceau lumineux. On pourra consulter, avec beaucoup de fruit, l'intéressant travail que M. Pitres a publié sur ce point particulier (1), travail dont les conclusions sont absolument favorables à notre supposition, et dans lequel se trouve citée, comme dans beaucoup d'autres ouvrages, une expérience qui a une certaine valeur et que nous avons répétée nous-même avec succès chez le nouveau-né : elle consiste à exciter, une fois la substance grise enlevée en un point, les fibres sous-jacentes; les mouvements se manifestent identiques à ceux que l'on avait obtenus avant l'abrasion de la couche corticale.

(1) M. Pitres a pu trouver la dissociation fonctionnelle dans la capsule interne de certains mouvements : yeux, oreilles..... (Voir Franck et Pitres (*Soc. biologie*).

Si donc on accepte cette manière de voir, il devient impossible de se rendre compte de la suppléance : si, en effet, des fibres nerveuses partent d'un point de la surface corticale pour aller former certains faisceaux médullaires et plus tard certains nerfs, on se trouve là en présence d'une disposition anatomique impérieuse qui contrarie l'élasticité des explications en faveur. L'impulsion élaborée par la substance grise ne pourra plus être fournie, puisque les parties ne correspondent pas.

Admettons une autre disposition : supposons que les éléments sont disséminés sans groupement régulier et nous n'avons plus alors à discuter la question de suppléance, car les localisations n'existent pas; et dans ce cas, il y a lieu de se demander quelle loi présiderait à l'itinéraire de l'influx nerveux.

Cependant on ne peut pas nier, et nous l'avons constaté nous-même, que les mouvements reparaissent chez le chien après l'ablation des centres moteurs, et cette fugacité des phénomènes demande une explication.

La suppléance des deux hémisphères paraît d'abord pouvoir la donner, et nous nous y étions arrêté ; mais une réflexion plus rigoureuse nous a poussé à l'abandonner. Les exemples d'organes similaires qui se sont suppléés sont nombreux ; un rein, un testicule, un poumon peuvent dans certaines limites supporter sans beaucoup de difficultés une surcharge de travail et maintenir l'intégrité de la fonction, mais il y a là une similitude absolue sans aucune restriction. Que l'urine s'écoule dans la vessie par deux uretères ou par un seul, que le sperme n'arrive dans les vésicules que par un canal déférent, peu importe puisque la destination est la même. Mais pour les hémisphères cérébraux il en est tout autrement, et l'on doit compter avec des conditions particulières. Si les données généralement admises sont vraies, il y a un entre-croisement complet des fibres qui constituent plus tard les pédoncules cérébraux. Ces fibres correspondent donc, les unes à une moitié du corps, les autres à l'autre moitié, et chaque hémisphère n'a que son champ de distribution bien délimité. Le gauche préside aux mouvements de droite, et inversement.

Détruisons maintenant un centre gauche : paralysie à droite qui ne tarde pas à disparaître. Pourquoi? L'hémisphère droit serait-il intervenu pour suppléer son congénère?

Mais comment cet hémisphère, qui jusqu'alors et de par l'anatomie n'a pu envoyer l'influx nerveux que dans la moitié latérale gauche du corps, pourrait-il acquérir tout d'un coup la propriété de le propager du côté droit? Par où passera le courant moteur? On a invoqué la présence de la commissure, mais la question n'en est pas moins irrésolue.

MM. Carville et Duret ont d'ailleurs sectionné chez le chien la voûte du corps calleux et rien n'est survenu ; cette expérience a été faite et répétée de manières variées et les résultats suffisent pour assurer la conviction. La pathologie a aussi apporté des arguments négatifs. (Cas de M. Vulpian, cité par Carville et Duret.)

En admettant qu'il y ait des voies anatomiques qui par leur profondeur et leur dissémination se dérobent aux recherches de l'anatomiste et au scalpel de l'expérimentateur, le desideratum reste tel que nous l'avons énoncé. Comment se fait-il qu'un hémisphère qui jusqu'alors avait présidé aux mouvements d'un seul côté du corps puisse commander ainsi ceux des deux côtés?

Est-ce à dire pourtant qu'il n'y a entre les deux moitiés du cerveau aucune solidarité? Cette opinion ne serait pass outenable en présence de ce que nous enseignent tous les jours la physiologie et la clinique. Nous savons tout ce qu'on entend par mouvements associés, et c'est dans cette variété de mouvements que l'on voit la synergie fonctionnelle des hémisphères. L'orbiculaire des paupières, celui des lèvres et la plupart des muscles de la face sont ceux dans le jeu desquels on peut le constater le plus facilement; mais cette explication se borne à ces cas physiologiques et ne peut nullement nous renseigner sur la réapparition complète des mouvements, observée après les mutilations expérimentales.

Nous nous permettons maintenant de présenter notre manière de voir.

La région constituée par les circonvolutions frontale et pariétale ne peut pas être considérée comme motrice à proprement parler. La couche grise superficielle n'est pas indispensable à la production de mouvements, en tant que mouvements, mais elle a seule le privilège de la motricité volontaire; ainsi entendu, il y a donc une zone motrice, c'est incontestable; le microscope nous y a montré les cellules qu'on ne retrouve que dans les régions motrices. La physiologie nous a enseigné que seule cette zone était capable de produire des mouvements et que l'excitation des mêmes points donnait toujours les mêmes résultats. De cette zone partent des conducteurs des fibres blanches dont l'agencement ne peut être encore que soupçonné et qui vont se rendre à des noyaux situés plus bas, doués d'une propriété purement motrice et dans laquelle la volonté n'a rien à voir. Ces noyaux sont les agents chargés d'exécuter les décisions de la zone motrice volontaire qui commande ; ils en subissent à tout instant l'influence lorsque la spontanéité doit prendre part à un acte et ils n'agissent par eux-mêmes que lorsque, la première impulsion étant donnée, il faut reproduire des mouvements peu varics, périodiques, automatiques en un mot. La répétition de ces mouvements, et par conséquent de la modification physiologique qu'ils provoquent dans les noyaux moteurs, finit par produire sur ces derniers une impression durable. Si la paralysie se produit après l'ablation des centres corticaux c'est parce que les noyaux moteurs habitués à recevoir l'impulsion de ces centres sont inhabiles à agir par eux-mêmes ; mais peu à peu leur puissance réactionnelle se réveille, et sous l'influence d'une provocation extérieure quelconque ils produisent des mouvements.

Chez l'homme il paraît ne pas y avoir de suppléance. Les lésions de la zone motrice corticale s'accompagnent de paralysies permanentes. Ce fait est bien en rapport avec les observations de M. Charcot qui a constaté que ces lésions sont toujours suivies de dégénérescences descendantes.

L'importance des centres corticaux semble du reste être liée au degré de développement de l'animal. Le plus perfectionné sous ce rapport est sans contredit le singe qui se rapproche de l'homme à tant de titres, mais sur lequel malheureusement les expériences n'ont pas été faites en nombre suffisant pour une étude complète. Chez le chien, bien qu'il soit assez éloigné de l'homme, on peut utiliser, ainsi que le démontre ce travail, un grand nombre d'expériences, et l'organisme de cet animal ainsi que son état intellectuel sont assez développés pour que, faute de mieux, on lui donne le triste privilège de l'expérimentation physiologique. Le cobaye est pourvu d'un cerveau beaucoup plus rudimentaire et c'est ce qui nous porterait à ne pas attacher grande importance à quelques expériences de M. Brown-Séquard qui avait choisi cet animal et qui avait obtenu des résultats négatifs. Si l'on passe maintenant à des êtres encore plus inférieurs, comme la grenouille ou la poule et les oiseaux en général, les phénomènes seront encore moins accentués. Il en est de même des tout jeunes animaux chez lesquels l'excitation des éléments de l'écorce encore à l'état embryonnaire ne provoque d'effet réactionnel qu'à la condition d'agir sur les conducteurs sous-jacents. Et l'on comprend, en effet, que dans ces existences purement végétatives, dans ces actes où tout se borne à un saut, un bond, ou quelques réflexes plus ou moins délicats, les phénomènes volontaires n'aient pas à intervenir pour une bien grande part.

Chez l'homme et les animaux supérieurs il y aurait donc deux appareils distincts quoique solidaires, l'un pour les mouvements volontaires, l'autre pour les mouvements automatiques ou n'exigeant plus le concours de la volonté. Le premier de ces appareils ne pourrait se passer de l'autre qui n'est en somme qu'un ouvrier, mais un ouvrier indispensable. Le second, au contraire, après avoir reçu du centre volontaire la première impulsion, pourrait par le fait de sa propre puissance assurer la continuité de l'acte commencé. Tout le monde sait que des soldats peuvent marcher endormis, des femmes tricoter sans prêter la moindre attention à leur travail manuel et même en dormant elles aussi ; j'ai pu constater le fait.

Cette distinction des appareils serait de moins en moins accentuée à mesure que l'animal s'éloigne du type élevé chez lequel nous avons rencontré la volonté si puissante, et peut-être alors serait-il possible d'admettre que le cerveau chez ces êtres inférieurs ne présente plus cette division en faisceaux et en centres distincts. Les fibres nerveuses seraient éparpillées sans ordre au degré le moins développé, puis on les verrait se grouper peu à peu, former des faisceaux de plus en plus distincts et donner lieu à des centres de plus en plus nombreux. Ce n'est là qu'une vue de l'esprit ; mais cette hypothèse nous paraît pouvoir rendre compte de ce fait que chez les animaux doués de facultés instinctives ou intellectuelles peu développées, de même que chez les jeunes animaux, l'excitation de la zone corticale proprement dite est sans résultat.

CONCLUSIONS.

En résumé, substituant aux procédés d'expérimentation en usage, notamment à l'excitation électrique, dont il est impossible de localiser les effets, un procédé calqué autant que possible sur ceux de la nature morbide, et qui réduit au minimum le traumatisme nécessité par l'expérience, nous avons réalisé un certain nombre d'observations expérimentales, de nature à éclairer, pour leur part, plusieurs points de la grande question des localisations fonctionnelles encéphaliques ; il résulte de ces faits que :

1° L'on peut déterminer, à volonté, chez le chien, à l'aide de l'hémorrhagie expérimentale en foyers plus ou moins circonscrits, tous les phénomènes fonctionnels répondant à ce processus morbide chez l'homme, notamment tous les symptômes de l'ictus apoplectique, et des symptômes de paralysie permanente, soit de la motricité, soit de la sensibilité, soit de l'une et de l'autre simultanément. Cette méthode permet, en conséquence, d'interroger en quelque sorte les diverses régions de l'encéphale en faisant connaître la topographie pathologique de ces régions, de manière à dévoiler leurs fonctions, en provoquant le trouble de ces dernières. C'est cette topographie, que nous avons entreprise, regrettant de n'avoir pu la compléter.

2° *L'inexcitabilité* propre des éléments organiques de l'écorce cérébrale, semble résulter des effets immédiats produits par tout moyen artificiel dont l'action ne peut pas être soupçonnée de s'étendre au delà de la sphère proprement dite de ces éléments ; les résultats de l'excitation électrique de la couche corticale du cerveau des animaux nouveau-nés, dans laquelle les susdits éléments sont encore à l'état embryonnaire, paraît justifier pleinement cette déduction physiologique.

3° Des fibres conductrices pour le courant moteur aboutissant, suivant un trajet déterminé et constant, à des points déterminés de l'écorce, de façon à entrer en contact et en relation avec les éléments cellulaires de cette écorce, pour transmettre les déterminations volontaires; c'est là ce que démontrent uniquement les expériences tentées jusqu'à ce jour à cet égard, sans établir, pour cela, que l'écorce contiendrait des foyers d'élaboration motrice ou, ce qui est tout un, que les éléments organiques de cette écorce constitueraient eux-mêmes ces foyers.

4° La théorie de la suppléance, à part même la démonstration expérimentale qui ne lui est pas favorable, nous semble inconciliable avec l'idée même de l'existence de centres fonctionnels localisés.

5° Les troubles fonctionnels, soit immédiats, soit consécutifs, qui succèdent à l'hémorrhagie cérébrale expérimentale dans le parenchyme des circonvolutions, diffèrent très notablement dans leur physionomie d'ensemble et générale, suivant que la lésion provoquée porte sur la région antérieure ou postérieure de ces circonvolutions; le point différentiel capital consiste en ce que, dans le cas de lésion postérieure, les troubles de motricité constituant la paralysie proprement dite sont très peu marqués, ou n'existent pas; tandis que les troubles fonctionnels d'ordre protubérantio-bulbaire et cérébelleux sont prédominants.

6° Le lobule du sillon crucial en arrière, c'est-à-dire la région du *gyrus sigmoïde*, paraît bien constituer, chez le chien et le chat, le point de départ des fibres de conduction motrice pour les pattes antérieures; et la *capsule interne* est bien, pour la majeure partie, le lieu de passage de ces fibres conductrices.

7° La *couche optique* contient et réunit des éléments

destinés surtout aux opérations fonctionnelles de la *sensibilité*, tandis que les éléments qui constituent le *corps strié* sont particulièrement destinés aux fonctions de *motricité*.

8° Les propriétés fonctionnelles des fibres pédonculaires, soit cérébrales, soit cérébelleuses, propriétés relatives surtout aux phénomènes d'équilibration motrice, sont bien mises en relief par un certain nombre de nos expériences, dans lesquelles les mouvements de manège ou de giration sur l'axe ont été nettement obtenus à la suite de foyers circonscrits dans ces régions.

9° Enfin, — et ce résultat nouveau est d'une importance que nous avons à peine besoin de signaler, — le lieu d'association, dans la région hémisphérique, des fibres qui président à l'innervation des mouvements conjugués des yeux dans la vision binoculaire, semble déterminé par les résultats très nets de l'une de nos expériences (l'expér. III, p. 38) : ce lieu, c'est la partie postéro-supérieure de la région appelée la *calotte*.

Notre travail, nous tenons à le répéter, est arrêté ici, mais non terminé. Il nous faut obéir encore un coup à des obligations entièrement indépendantes de notre volonté. Nous sollicitons pour cette imperfection en quelque sorte forcée l'indulgence de nos juges, prenant ici l'engagement de reprendre et de continuer ces intéressantes études, dont nous serions heureux de voir les premiers résultats, tout incomplets qu'ils soient, apporter quelques éclaircissements nouveaux à une des plus délicates questions de la pathologie expérimentale.

INDEX BIBLIOGRAPHIQUE

A

ALBERTONI ET MICHIELI. — Sui centri cerebrali di movimento (*Sperimentale*, 1876).

ANDRAL. — Clinique médicale, 3e éd. (t. V, mal. de l'encéphale, p. 391 et 531).

ARCHAMBAULT. — Méninges (pathologie) (in *Dict. encyc. des sc. méd.*, 2e série, t. VI).

ATKINS. — Revue sur les localisations (*Dubl. Journal of med. science*, juillet 1875, p. 50).

ARNDT. — De certaines différences de structure du cerveau de l'homme (*Arch, f. path. anat.*, t. LXII, 1878).

B

BAILLARGER. — *Annales médico-psychol.*, 1863.

BARTHOLOW. — Experimental investigations into the functions of the brain (in *American Journal of the med. sciences*, 1874).

BEGER. — Beitrag zur Pathologie der Grosshirurinde besonders des Gyrus prœcentralis (*Arch. der Heilk.*, 1878).

BENEDICT. — Application de la crânioscopie et de la crâniométrie à la pathol. cérébrale (*Berlin, Klin, Wochensch.*, 1877).

BERGER. — Article cerveau du *Dict. encyclop. des sc. méd.*

BERGER. — Revue critique sur les local. cérébrales (*Archives de physiologie*, 1874, nos 2 et 3).

BERNHARDT. — Note sur la déviation conjuguée de la tête et des yeux (*Arch. f. path. anat. und physiol.*, LXXI).

BERNHEIM. — Contribution à l'étude des localis. cérébrales (*Revue méd de l'Est*, p. 225, 1877).

BETZ. — Anatomischer nachweiss zweier Gehir-centre (*Centralblatt*, 1874).

BOCHEFONTAINE. — Contraction de la rate, de la vessie, des intestins, par l'excitation électrique du cerveau (*Soc. biol.*, *juillet*, 1875).

BOCHEFONTAINE. — Etude expérim. de l'influence exercée par la faradisation de l'écorce grise du cerveau sur quelques fonctions de la vie organique (*Arch. de physiol.*, p. 140, 1876.

— Sur quelques particularités des mouvements réflexes déterminés par l'excitation mécanique de la dure-mère crânienne (*Comptes rendus de l'Ac. des sciences*, 1876).

— Sur les excitations de certaines parties de l'encéphale (*Soc. de biol.*, 9 fév. 1878).

BOLL. — Histogénèse et histologie des centres nerveux (*Berlin*, 1875. *Arch. f. Psych.* et in *Centralblatt*, 1873).

BORDIER. — Revue critique des localisations céréb. (*Revue d'anthropologie*, 1877, p. 265).

BOUDET. — De l'hémorrhagie des méninges (*Thèse*, 1839, Paris).

BOUILLAUD. — Nouvelles recherches cliniques sur la localisation dans les lobes céréb. ant. de l'action par laquelle le cerveau concourt à la faculté psycho-physiol. de la parole (*C. rendus de l'Acad. des sc.*, 30 juin et 7 juillet 1873).

— Considérations nouvelles propres à confirmer la localisation dans le cervelet du pouvoir coordinateur des mouvements de la locomotion (*C. rendus de l'Acad. des sc.*, 21 juillet 1873).

BOURDON. — Rech. cliniques sur les centres moteurs des membres (*Bul. Ac. méd.*, t. VI, n° 43, 1877).

BOURNEVILLE. — Contrib. à l'étude des local. céréb. (*Soc. de biol.* et *Gaz. méd.*, 1876).

— *Progrès méd.*, 1er nov. 1873 ; n° 16, 1879.

— Etudes cliniques et thermom. sur les mal. du syst. nerveux (2e fasc., 1873).

DE BOYER. — Etudes cliniques sur les lésions corticales des hém. céréb. (*Th. de Paris*, 1879). — Travail très complet.

BRAUN. — Contribution à l'étude de l'excitab. électrique du cerveau (*Eckhard's Beitrage z. Anat. und Phys.*, 2e série, et *Centralblatt*, 1874).

BROADBENT. — Des local. cér. (*Congrès de Genève*, séance du 10 septembre (*Corr. Blatt. f. Schw Aertze*, n° 4, 1er novembre 1877).

BROCA. — Note sur la distinction et la dispos. des circonv. front. des hémisph. cérébraux (*Bull. Soc. anat.*, 1861).

— Sur les rapports anat. des divers points de la surface du crâne et des diverses parties des hémisp, cérébraux (*Bull. Soc. anat.*, 1861).

— Sur le principe des localis. céréb. (*Bull. Soc. d'anthropol.*, t. I).

— Procédé pour les momif. du cerveau (*Bull. Soc. anthrop.*, t. XI, 1865).

— Sur la topographie céréb. et sur quelques points de l'histoire des circonv. (*Acad. de méd.*, 8 août 1876 ; *Gaz. hôp.*, 1876).

— Thermométrie cérébrale (*Revue scientifique*, sept. 1877).

BROWN-SÉQUARD. — Origine et signif. des symptômes des mal. du cerveau (*The Boston med. and surg. Journal*, mai 1873).

Brown-Séquard. — Sur la physiologie du cerveau (*Philadelphia med. and surg. Reporter*, juin 1874).

— Sur les local. céréb. (*Boston med. and surg. Journal*, 29 juillet 1875.

— Rech. sur l'excitab. des lobes cérébraux (*Arch. de physiol. norm. et pathol.*, t. II, 1875).

— Expériences sur les cautérisation du cerveau (*Soc. biol.*, 6, 7, 13, 20 et 27 nov. 1875).

— (Analyse d'une leçon de), sur les localis. cérébrales (*Soc. biol.*, 1875).

— De l'anesthésie consécutive aux lésions du cerveau (*Dublin Journal of med. science*, janv. 1877).

— Physiol. et pathol., des diverses parties de l'encéphale (*Archives de physiol.*), mars, avril, 1877.

— Cours oral de 1878-79 au Collège de France.

— Cours oral de 79-1880 au Collège de France.

— Lectures on the physiological pathology of the brain (*Lancet*, janvier 1877).

Burckhardt. — Etude des centres fonctionnels du cerveau ; leurs relatious avec la psychologie et la psychiâtrie (Berlin, 1877).

Burtzke (de Moscou). Studien ueber den jeineren Baer der Grosshirnrinde (Etudes sur la structure du cerveau). (*Arch. f. Psych. und Nervenkr.*, IIIe vol., 1872).

C

Cadiat. — Note sur la circul. céréb. (*Soc. biol.*, 18 nov. 1876).

Carville et Duret. — Critique expérim. des travaux de Fritsch et Hitzig et de Ferrier (*Soc. de biol.*, 20 décembre 1873 et 3 janvier 1874).

— Rech. et critique expériment. sur l'existence des centres, etc... (*Soc. de biol.*, 10 octobre 1874).

— Sur les fonctions des hémisph. cérébraux (*Arch. de phys.*, 1875).

Caton. — Des courants électriques du cerveau (*Brit. med. Journal*, 28 août 1875).

Charcot. — Leçons sur la mal. du syst. nerveux, 1872 et 1873.

— Leçons professées à la Faculté (*Progrès médical*, 1875).

— Cours d'anatomie pathologique de la Faculté, 1875-1876.

— Leçons sur les localisations dans les maladies du cerveau, faites à la Faculté de médecine de Paris en 1875. (Paris, 1876. — Tirage à part.)

Charcot et Pierret. — *Archiv. de physiol.*, 1872-1874.

Charcot et Pitres. — Contribution à l'étude des localis. dans l'écorce des hémisph. cérébraux (*Revue mensuelle*, 1877).

Charcot et Pitre. — Nouvelle contribution à l'étude des local. motrices dans l'écorce des hémisp. céréb. (*Revue mensuelle*, 1878-1879).

Chevalier. — Exposé comparatif des diverses doctrines émises sur les local. cérébrales (*Th. de Paris*, 1878).

Chouppe. — Méningo encéphal., rotation de la tête et déviation conjuguée (*Bull. Soc. anat.*, t. XVI, p. 380).

Chudzniski. — Anatomia Sorownawcza zwojow mozgowych. Paris, 1878 (ouvrage contenant la morphologie comparée des circonv. chez les mammif.).

Corona. — Contribution à l'étude des localis. cérébrales (*Giornale di medicina militare*, Roma, 1878).

Cornil. — *Soc. de biol.*, 1864.

Cotard. — Atrophie partielle du cerveau (*Th. de Paris*, 1868).

Cruveilhier. — Atrophie partielle du cerveau (*Th. de Paris*, 1868).

— Anatomie pathol. (Atlas), livraison VIII, pl. 1, fig. 3, et liv. X, pl. 3, fig. 1 et 2.

Czarnowski. — Recherches sur les centres moteurs du cerveau. (*Inaug. dissert.*, Breslau, 1874).

D

Dalton. — Production expérim. de l'anesthésie par la compression du cerveau (*New-York med. Journal*, 1876).

Danilewski. — Recherches expér. sur la physiologie de l'encéphale (*Pflüger's Arch.*, 1875).

Dareste. — Mémoire sur les circonvol. du cerveau chez les mammifères (*Ann. sc. naturelles*, 4e série, t. I, p. 76).

Dax. — L'aphasie, 1878, Paris.

Decaisne. — Contribution à l'étude des paralysies corticales du membre supérieur (*Thèse*, 1879).

Dodds. — Localisation of functions of the brain (*Journal of anat. and phys.*, t. XII, p. 340).

Dupuy. — Physiologie et pathol. du cerveau (*Med. Times and Gazette*, 1877.

— Examen de quelques points de la physiologie du cerveau (*Th. de Paris*, 1873).

— Expériences sur l'excitation électrique des circonvolutions du cerveau (*Soc. de biol.*, 13 nov. 1875).

— Physiologie du cerveau : Essai pour expliquer le mode de production des mouvements après l'électrisation de l'écorce du cerveau (*New York med. Journal*, mai 1877).

Duret. — Circulation de l'encéphale (*Archives de physiologie normale et patholog.*, 1874).

DURET. — Note sur le développement et l'ordre d'apparition des circonv. céréb. et de l'expansion pédonculaire chez le fœtus (*Soc. de biol.*, mars 1877, et *Gaz. méd.* de Paris, 1877).

— Etudes expérimentales sur les traumatismes cérébraux (*Arch. de physiologie*, 1878, et *Thèse de doctorat*, 1878).

DUVAL. — Art. *Système nerveux*, du Dictionn. de Jaccoud, 1877.

— Localisation cérébrales dans les hémisphères (*Tribune médicale*, 1877).

E

ECKARDT. — Ueber die Folgen der electrischen Reizung der Hirnrinde (*Allg. Zeitschrift für Psychiatrie*, 1874).

EULENBURG. — Contribution à la physiologie et à la pathologie de la substance corticale du cerveau (*Berlin, Klin Wochensch*, nº 42 et nº 43, 1876).

EULENBURG et LANDOIS. — Des effets thermiques d'une irritation ou d'une destruction localisée de la surface du cerveau (*Arch. f. path. anat. und phys.*, 1877).

EXNER. — Recherches sur les phénom. psychiques les plus élémentaires (*Pflüger's Archiv*, 1872).

F

FÉRÉ. — Note sur quelques points de la topographie du cerveau (*Soc. de biol.*, 15 janvier 1876).

— Note sur quelques-unes des conditions qui peuvent faire varier la position du sillon de Rolando (*Gaz. méd. de Paris*, nº 7, 1876).

— Notes sur quelques points de la topographie cérébrale (*Bull. de la Soc. anatomique*, 26 décembre 1876).

— Etude sur le développement du cerveau, considéré dans ses rapports avec le crâne (*Soc. anat.*, juillet 1877).

FERRIER. — Recherches expérim. sur la physiol. et la pathol. cérébrales (*Britann. med. Journal*, 25 avril 1873).

— *West Riding Lunatic Asylum, Med. Rep.*, t. III, octobre 1873.

— *Proceedings of the Royal Society of London*, 1874.

— *Brit. med. Journal*, 1874).

— De la localisation dans les mal. céréb. (*The brain*, fasc. I, 1878).

— Croonian et Gulstonian Lectures (*Brit. med. Journal*, 1878, et *Brain*, fasc. I).

FERRIER. — Electrisation du cerveau chez les singes (*Proceed. of the Royal Society*).
— Experimental researches in cerebral physiology and pathology (*W. R. Lun. As. Rep.*, 1873).
— Le cerveau. Edition origin. et traduction française de 1878.

G

GALL et SPURZHEIM. — Anat. et phys. du cerveau. Paris, 1810, vol. II, IV.
GAVOY. — Topographie crânio-cérébrale, pour l'étude des localisations des centres excito-moteurs (*Acad. med.*, 13 août 1878. — Tirage à part).
GERLACH. — Structure de la couche grise du cerveau (*Centralblatt f. med. Wissenschaft*, 1872).
GOLGI. — Rech. sur la texture des centres nerveux, faites au laborat. de pathol. expér. de Pavie (*Rivista clinica*, novembre 1874).
GOLTZ et GEYENS. — Des fonctions du cerveau (*Pflüger's Archiv.*, Bd VIII).
GOMBAULT et RENDU. — Des localis. céréb. (*Revue générale*; *Revue des sc. méd. de Hayem*, t. VII, fasc. 1 et 2, 1876).
GRASSET. — Des localisations dans les maladies cérébrales, revue critique générale (*Montpellier médical*, 1876. — Tirage à part, 1878).
— Hémiplégie limitée aux membres droits par ramollissement du lobule paracentral et du haut des deux margin. à gauche (*Montpellier médical*, 1878).
— Maladies du syst. nerveux (*Clinique de Montpellier*, 1878).
GRATIOLET. — Mémoire sur les plis cérébraux de l'homme et des primates, Paris, 1854.
GRATIOLET et LEURET. — Traité d'anatomie comparée du syst. nerveux, 1857.
GRAY. — On cerebral thermometry (*New York med. Journal*, août 1878).
GROMIER. — Etude sur les circonv. cérébrales chez l'homme et chez les singes (*Th. de Paris*, 1874).
GUILLOT (Natalis). — Exposition anatomique de l'organisation du centre nerveux dans les quatre classes des vertébrés, Paris, 1844.

H

HALLER. — Elementa physiologiæ (*Lausanne*, 1762, t. IV).
HERBERT (major). — Note sur l'histologie du cerveau humain (*Journal of mental science*, juillet 1875).
— Sur l'histologie pathol. du cerveau chez les anim. infér. (*West Riding Lunatic Asylum Reports*, 1875).

HERBERT (major). — Histology of the insula of Reil (*W. R. L. Asylum*, 1876).

HERTZKA. — Contribution à la localisation des fonctions de l'encéphale. (*Deutsch. Archiv. f. Klin. med.*, vol. XIV et XV), 1875.

HITZIG. — Sur les régions équivalentes du cerveau de l'homme, du singe et du chien (in *Untersuchungen über das Gehirn*, Berlin, 1874).

— Recherches sur la physiologie du cerveau (*Reichert's u. du Bois-Reymond's Archiv*, 1873).

— Sur la physiologie du cerveau (*Psychiatrisches Centrablatt*, janvier 1873).

— Suite des expériences sur la phys. du cerveau (Berlin, *Klin Wochensc.*, 1873, et *Arch. de Reichert* et *du Bois-Reymond*, 1873).

— Nouvelles recherches sur le cerveau. (*Arch. V. R.* et *du Bois-Reymond*, 1875).

— Sur l'état actuel de la question des localis. cérébrales (*Corresp. Bl. f. Schweier Ærzte*, 1877).

J

JACKSON. — On the anatomical investigation of epilepsy and epileptiform convulsions (*British medical Journal*, 1873).

— (*Med. Times and Gazette*, 1861, 1862 et seq., *London Hosp.*, *Rep.*, 1865, vol. II. *West Riding Lunatic Asylum Reports*, 1873; *London Hospital Reports*, 1864; *Medical Times* et *Lancet*, 1866; *Royal London Ophth. Hosp. Rep.*, 1866; *Edinburgh med. Journal*, 1868; *Saint-Andrew's Rep.*, 1870; *Med. Times and Gazette*, 1871 et 1872; *Lancet*, 1873; *Lecture on Hemiplegia*, 1874.)

K

KEY ET G. RETZIUS. — Recherches sur l'anat. du syst. nerveux (*Aftr. ur. Nord Med. Arkiv.*). Analysé dans Hayem, t. XII, p. 1.

KUESSNER. — Centres vaso-moteurs dans l'écorce cérébrale (*Centralblatt, f. de med. Wissenschc*, 1877).

KULM. — Weekbl. van het Neder Tydsch. v. Genesch, 1877. (Etude anatomo pathol. des centres moteurs du cerveau.

L

LABORDE. — Hémorrhagie méningée intra-arachnoïdienne obtenue expérimentalement chez le chien (*Soc. de biol.* et *Gazette méd.* de Paris, nº 27, 1873).

LABORDE. — L'hémorrhagie cérébrale chez le chien (*Soc. de biol.* et *Tribune méd.*, 27 février 1876) :

Lancet (the). — 1862, I, p. 22, p. 64, anatomie comparée. — 1864, II, p. 464, p. 741, — 1869, p. 257, 302, 602. — 1870, I, p. 191, 194, 179. — 1870, II, p. 149, 321. — 1871, I, p. 6, 269, 478, 714, 787. — 1875, I, p. 95, 119. — 1876, I, p. 2, 79, 159, 226. — 1876, II, p. 109, 143, 241, 275, 279, 315, 387, 419, 453, 527, 253, 739, 773, 813.

LANDOUZY. — Monoplégie brachiale associée à une hémiplégie faciale (*Progrès méd.*, n° 7, 1878).

— *Comptes rendus de la Soc. de biol.*, 1873.

— Contribution à l'étude des convulsions et des paralysies liées aux mémingo-encéphalites fronto-pariétales (*Th. de Paris*, 1876).

— Hémorrhagie des faisceaux moteurs du centre ovale. Hémip. droite suivie de contracture tardive et d'amyotrophie (*Bull.*, *Soc. anat.*, 1877).

LANGENDORFF. — De l'excitation électrique des hémisph. cérébr. chez la grenouille (*Centralb. f. med. Wiss.*, 1876).

LAUTENBACH. — On the functions of the cerebral lobes (Mém. important.) (*Am. Journal of med. science*, 1877).

LÉPINE. — Des local. dans les mal. céréb. (*Th. d'agrég.*, Paris, 1875).

— Sur l'anatomie, la physiologie et la pathologie du cerveau (*Revue mensuelle de méd. et de chirur.*, 1877).

— *Comptes rendus de la Soc. biol.*, 1873.

— *Gaz. méd.* de Paris, 1873.

LEWIS. — Sur les centres corticaux du cerveau (*Med. Times and Gaz.*, t. II, 1876.

— Structure comparative de l'écorce du cerveau (*The brain*, 1878).

LOECHNER. — Contribution à la localisation des fonctions du cerveau (*Allgemeine Zeitschifft f. Psychiat.*, 1874).

LONGET. — Anat. et physiologie du syst. nerveux (Paris, 1842, et *Traité de physiol.*, t. III).

LUCAS-CHAMPIONNIÈRE. — La trépanation guidée par les local. céréb. (Paris, 1878).

— Topographie crânio-céréb. et trépanation (*Soc. de chirurgie*, 1877).

LUCIANI ET TAMBURINI. — Sui centri psico-motori corticali (*Rivista di frenatria et di med. leg.*, 1878).

LUSSANA ET LEMOIGNE. — Des centres moteurs encéphaliques (*Arch. de physiologie*, 1877).

LUYS. — Recherches sur le syst. nerveux céréb. spinal, 1865.

— Etudes de phys. et de path. céréb. Paris, 1875.

— Le cerveau et ses fonctions (1 vol. *Bib. scient.*, Paris, 1876).

M

Magendie. — Leçons sur les fonct. du syst. nerveux, 1839.

Maragliano. — Le localizzazioni motrice nella corteggia cerebrale (*Reggio Emilia*, 1878).

Meynert. — Des circonv. cérébrales (*Œster. Zeitsch. f. prakt. Heilkunde*, 1873).

— Des régions identiques chez l'homme et le singe (*Allg. Zeitschrifft für Psychiatrie*, 1874).

— Les circonv. antér. de la face convexe du cerveau chez l'homme, le singe et les carnivores (*Arch. f. Psych. und Nervenk*, vol. VII, 1877).

N

Nothnagel. — Krampfhafte Bewegungen bei Verletzung der Hirnrinde (*Centralblatt für med. Wissens*, 1873).

— Recherches expér. sur les fonctions du cerveau (*Arch. f. path. anat. und Phys.*, 1877).

O

Onimus. — Art. *Contractures* du *Dict. encyc. de Dechambre.*

— Des erreurs qui ont pu être commises dans les exp. phys. par l'emploi de l'électricité (*Gaz. hebd.*, 1877).

Orchansky. — Documents sur la physiologie du cerveau (*Pétersburg*, 1877).

Oudin. — Atrophie des circonv. liée au défaut d'usage d'un membre (*Revue mensuelle de méd. et de chir.*, 1878).

P

Pansch. — Des sillons du cerveau chez l'homme et chez l'animal (*Allg. Zeitschrifft f. Psych.*, 1874).

— Remarques sur les circonv. du cerveau et leur description (*Arch. f. Psych. und Nervenk*, 1878).

Parant. — De la possibilité des suppléances cérébrales (*Th. de Paris*, 1875).

Pitres. — Faits relatifs à l'étude des local. céréb. (Soc. *de biol.* et *Gaz. med. de Paris*, 1876).

— Des dégén. secondaires de la moelle épinière dans les cas de lésions corticales du cerveau (*Soc. de biol.*, 1870, et *Progrès médic.*, 1877).

Pitres. — Recherches sur les lésions du centre ovale et des hémisp. céréb., étudiées au point de vue des local. céréb. (*Th. de Paris*, 1877).

PITRES ET FRANCK. — Condition de production et de généralisation des phén. convulsifs d'origine corticale (*Progrès médical*, 1878).

POINCARRÉ. — Leçons sur la phys. normale et path. du syst. nerveux, 1873-77.

POUCHET. — La physiol. du syst. nerveux jusqu'au XIXe siècle (*Revue scientifique*, 1875).

POZZI. — Des localisations céréb. et des rapports du crâne avec le cerveau au point de vue des indications du trépan. (*Arch. gén. de méd.*, 1877).

— Art. circonvolutions du *Dict. Encycl. des sc. méd.*

PRÉVOST. — De la déviation conjuguée, etc. (*Th. de Paris*, 1868).

PUTNAM. — Contribution à la physiologie des couches corticales du cerveau (*Boston med. and. surg. Journal*, juillet 1874).

R

RANVIER. — Leçons sur l'histologie du syst. nerveux (Paris, 1878).

RAPPORT d'un comité nommé par la Société de névrologie et d'électrologie de New-York sur les centres moteurs dans les circonv. cérébrales, leur existence et leur localisation (*New York medical Journal*, 1875).

RAYMOND. —

REICHERT. — Der Bau des menschlichen Gehirns (Leipzig, 1859-61).

RENDU. — Des anesthésies spontanées (*Th. d'agrég.*, 1875).

RICHET (CH.). — Structure des circonv. cérébrales (anat. et phys. (*Th. d'agrég.*, 1878).

RINDFLEISCH. — Terminaison des nerfs dans l'écorce du cerveau (*Centralb. f. med Wissenschaft*, 1872).

ROLANDO. – Della struttura degli emispheri cerebrali (*Memorie della R. Acad. delle science di Torino*, 1829).

ROLLESTON. — Sur le premier pli de passage (*Natural history Review*), vol. I, p. 211).

ROSENTHAL. — Des centres corticaux du cerveau humain (*Wien. med. Press*, 1878).

ROSS. — Anatomy and physiol. of the brain (*Med. Times and. Gaz.*, 1878).

ROUGET. — Contrôle expérimental des recherches de Fritsch et Hitzig, Perrier, etc., sur les centres moteurs du cerveau (*Soc. de biol.*, 1875).

S

SANDRAS. — An peculiarium encephali et medullæ spinalis partius læsionibus sua sint peculiario signo? (1829, Paris).

SAPPEY. — Traité d'anatomie, t. III, 3 édit., 1878).

SCHIFF. — Des prétendus centres moteurs dans les hém. cérébraux (*Rivista di freniatria e di medicine legale*, 1876).

SCROOFFE (DE, jeune). Contribution à la connaiss. de la dispos. des centres nerveux moteurs (*Wien. Jahrbuch*, 1875).

SEELIGMULLER. — Etude des fonctions motrices de l'écorce du cerveau et de leurs applications cliniques (*Deutsche med. Wochenschr.*).

SEGUIN. — A contribution to the study of localised lesions (*reprinted from the Transact. of the American neurol Assoc. New York*, 1877).

SERRES. — Anatomie comparée du syst. nerveux (1824-26, t. II).

Société anatomique. — Bulletins de 1870 et 1879.

— *de biologie.* — 8 août 1876. Lésions des frontales sans phén. moteurs, janvier 1876.

SOLTMANN. — De l'excitabilité électrique de l'écorce du cerveau (*Centralblatt*, 1875).

— Les centres moteurs ne sont pas différenciés chez l'animal naissant (*Jahr. für Kinderheilk*, Bd. IX).

SPITZA. — Contribution à l'anat. du cerveau (*Journal of nervous and mental disease*, 1877 et 1878).

STRAUSS. — Des contractures (*Agrég. de Paris*, 1875).

T

TRIPIER. — Note sur quelques phén. observés chez le chien après l'ablation du gyrus sigmoïde (*Rev. mensuelle*, 1877).

TROUSSEAU. — Clinique de l'Hôtel-Dieu, 2e édit., t. II.

TURNER. — The convolutions of the human cerebrum topographically considered (*Edinburgh*, 1866).

V

VAN VYVE. — Localis. cérébral. (*Journal des sc. méd., Louvain*, 1878).

VELTER. — Coup-d'œil sur les expériences faites récemment sur le cerveau. (*Deutsch. Arch. f. Klin. med.*, vol. XV, 1875).

VIEL. — Symptomatologie de la méningo-encéphalite (*Th. de Paris*, 1878).

VIECESSENS. — Instit. de med., t. III.

VIZZIOLI. – Nie l'existence des centres moteurs (*Archivio italiano per le mal. nervose e mentali*, 1877).

VULPIAN. — Leçons sur les centres de l'écorce cérébrale, recueillies par Bochefontaine (*Journal de l'Ecole de médecine*, 1876).

— Leçons sur la physiologie générale et comparée du syst. nerveux, 1866.

— Un cas de destruction du gyrus sigmoïde chez le chien (*Archives de physiologie*, 1876).

TABLE DES MATIÈRES

Paris. — A. Parent, imprimeur de la Faculté de Médecine, rue M.-le-Prince, 29-31.

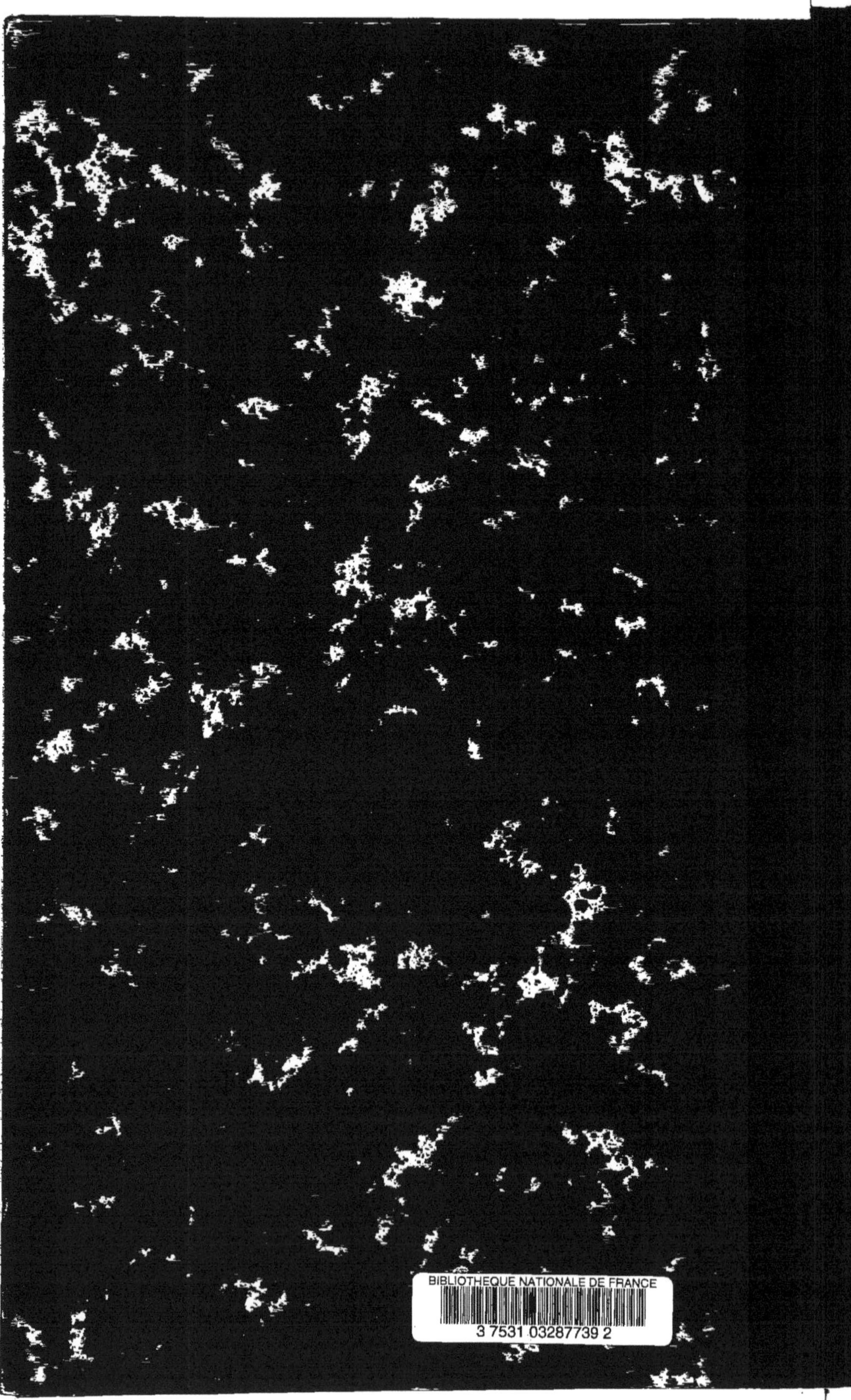

www.ingramcontent.com/pod-product-compliance
Ingram Content Group UK Ltd.
Pitfield, Milton Keynes, MK11 3LW, UK
UKHW021222230726
13926UKWH00003B/1188